FRANK ENGELBERT

QUERENDO SER ELVIS

Editora inVerso

Editora InVerso

R. Clóvis Bevilaqua, 352 – Cabral – Curitiba-PR
80035-080 – Tel.: (55 41) 3254-1616 – 3538-8001
editorainverso@editorainverso.com.br
www.facebook.com/editorainversoo
www.editorainverso.com.br

Coordenação Editorial
Cristina Jones
Editora InVerso

Capa
Adriane Baldini
Foto: Getty Images

Revisão e projeto gráfico
Carlos L. W. Jorge

Dados internacionais de catalogação na publicação
Mona Youssef Hammoud – CRB/ 9ª -1393

E59q ENGELBERT, Frank. **Querendo ser Elvis**
1. ed. Curitiba: Ed. InVerso, 2018.
292p. 21x15 cm

ISBN: 978-85-5540-112-1

1. Literatura brasileira. 2. Romance.
I. Título

CDD. B869

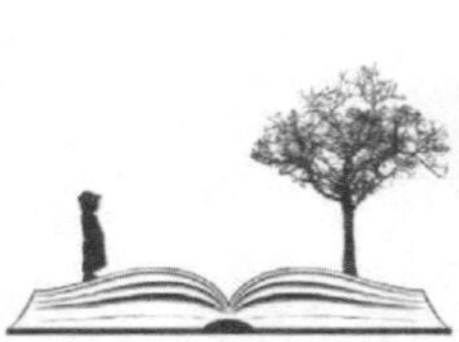

Para Fernanda e Max.

Agradecimentos

Este livro existiu em várias formas, estruturas e versões. A cada momento que mudava e se transformava, eu aprendia um pouco mais, não apenas sobre a história e os personagens, mas principalmente sobre o meu trabalho, sobre a capacidade de recomeçar e sobre a vontade de melhorar sempre.

Nesse processo, algumas pessoas foram fundamentais.

Daniel Malva, que, além de amigo, tornou-se um leitor assíduo das minhas histórias e, dessa vez, leu uma versão prévia e deu sugestões para deixar o livro ainda melhor.

Meu irmão, Rogério Engelbert, que também leu essa penúltima versão e fez considerações importantíssimas para que tudo ficasse muito mais bem acabado do que estava. Partes fundamentais do livro não estariam aqui sem ele.

Outras pessoas leram o livro depois de finalizado e fizeram comentários, críticas e sugestões. O trabalho solitário de escrever depende muito dessas contribuições, e por isso não posso deixar de agradecer ao meu amigo Marcos Zanatti, à Thandy Yung, ao Paulo Souza (Ponto Para Ler) e à Pietra Carchio.

E a minha maior gratidão é para a minha esposa, Fernanda Ghellere, que sempre me apoia e lê a primeira versão de tudo que escrevo, e para meus filhos Nicholas, Sofia e Max, que me fazem querer ser sempre melhor.

Capítulo 1

MORTO

(2017)

QUANDO BJ ACORDOU, levou um tempo até se acostumar com a penumbra e reconhecer onde estava. Mas, assim que se lembrou, colocou as mãos atrás da cabeça e sorriu. Era muito bom estar morto.

Depois de alguns instantes pensando em sua nova condição, BJ se levantou. Sua cabeça parecia ter aumentado de tamanho, pulsando em ritmo constante. E o hálito de álcool deixava tudo pior.

BJ foi até o banheiro sem abrir as cortinas. Apesar de o dia estar claro, preferiu seguir as regras impostas por Gabriel.

Regra número 1: nunca abrir as cortinas.

Achava uma preocupação idiota, pois o apartamento de Gabriel ficava no vigésimo sétimo andar. Em todo caso, BJ não se lembrava de existir ou não outro prédio tão alto na vizinhança, e aquele não era o momento de se arriscar a descobrir alguém olhando pela janela bem à sua frente.

O espelho mostrou um BJ que poderia mesmo ter morrido. A pele branca fazia as olheiras se destacarem embaixo dos olhos, que pareciam mais enfiados no crânio do que o normal. Talvez sua cabeça tivesse realmente crescido e não fosse apenas a ressaca.

Mesmo com uma visão pouco agradável de si mesmo e uma vontade de vomitar a qualquer instante, BJ sentia-se melhor do que nunca. Não era para menos. Seu passado inteiro tinha sido removido das suas costas. De um dia para o outro, nada do que ele tinha feito importava. Não tinha mais com o que se preocupar. A não ser, é claro, com as regras de Gabriel. Não podia esquecer-se delas. Ele havia prometido.

Regra número 2: não atenda à porta nem ao telefone.

Regra número 3: não saia, nem para o corredor.

Não que fosse um problema. Desde que reuniu os três primeiros amigos para tocar numa garagem, ainda na adolescência, BJ fez de tudo para ser reconhecido e ter a atenção de todo mundo. Agora, depois de tudo, ser um desconhecido era tudo o que ele queria. Só precisaria aprender a lidar com o fato de não ter muito o que fazer.

BJ lavou o rosto e por um tempo ficou apenas sentindo a água escorrer pelo pescoço. Passou a mão molhada pelo cabelo, jogando-o para trás, uma grande massa castanha e disforme. Mesmo não tendo cortado o cabelo desde o dia em que decidiu abandonar tudo, demoraria um tempo para ficar comprido. A barba já estava quase fechada, mas ainda levaria algumas semanas para ele ficar totalmente diferente do BJ das capas de discos, dos cartazes de shows e das matérias de jornais.

No chão do quarto ainda estavam espalhadas as poucas coisas que BJ trouxe do seu apartamento. Ele não pôde pegar muito do que tinha, já que perceberiam se algo muito importante ou de valor tivesse desaparecido. Trouxe alguns discos, que tinham valor sentimental, alguns livros e histórias em quadrinhos. Tudo numa caixa de papelão vermelha em que guardava recordações da carreira. Agora precisava escolher o que era realmente importante colocar na mala.

BJ pegou a pilha de discos e foi passando um de cada vez. Fazer uma seleção, separando os mais significativos, era uma tarefa complexa. Cada banda, cada música, cada álbum tem um impacto único na vida de uma pessoa. Não é simplesmente decidir se vai ou não voltar a escutar. Às vezes, nem precisamos escutar um disco para relembrar o que ele representa nas nossas vidas. Só de ver a capa ou o encarte, já temos aquele sentimento de volta. Os poucos discos que BJ havia trazido tinham esse poder.

Depois de repassar a pilha de discos três vezes, BJ percebeu que ainda era cedo para decidir quais levar. Ainda levaria alguns dias para poder sair do país, então podia fazer isso com mais calma. Largou os discos sobre a caixa vermelha e foi resolver sua necessidade imediata. Sua língua estava rachando e sugando cada molécula de água que restava em sua boca.

BJ caminhou até a sala, olhando cada cômodo que encontrava aberto, e percebeu que Gabriel não estava. De alguma maneira que BJ não sabia ser possível, depois de tudo o que beberam, Gabriel conseguiu levantar cedo e ir trabalhar. Ele podia sair livremente e andar pelas ruas. As regras de Gabriel não se aplicavam a Gabriel. Ele podia abrir as cortinas, atender porta e telefone, e também sair. Podia até ser visto por alguém conhecido, cumprimentar o porteiro, acenar para os vizinhos, sorrir para fotógrafos e falar com jornalistas.

Na cozinha, BJ abriu a geladeira e passou um tempo contemplando as garrafas de cerveja, avaliando se seu estômago teria alguma reação. Mesmo sem saber ao certo as horas, concluiu que era muito cedo para começar a beber de novo. Pegou uma caixa de suco de laranja e tomou direto do bico, sem se importar que uma parte escorria pelo seu queixo e formava uma grande mancha amarela em sua camiseta.

Sentou-se no sofá com os pés sobre a mesa de centro e colocou as mãos entrelaçadas atrás da nuca. Apesar de arrumado, o apartamento de Gabriel era um lixo comparado ao dele. Não tinha metade do tamanho e nem um décimo do bom gosto. Não adianta encher o bolso de dinheiro se você não sabe como gastá-lo. Era evidente que Gabriel não soube usar a sua parte. A decoração do apartamente era uma vergonha. O apartamento de Gabriel poderia muito bem ter mais estilo se ele trocasse alguns itens ou se BJ pudesse trazer algumas coisas do dele. Só que agora era tarde. BJ nunca mais poderia voltar ao seu apartamento e ter a vida de bom gosto a que estava acostumado. O jeito era aceitar e aprender a chamar a casa de Gabriel de lar por alguns dias.

O companheiro constante de BJ era o rádio, que passava a maior parte do tempo ligado em volume bem baixo, apenas para criar um clima e formar a trilha sonora para a nova vida que BJ era obrigado a levar. Deitado no sofá, ficou com os olhos fechados, ouvindo uma música irritante, apenas pensando em como estar morto era uma coisa chata.

Quando estava quase caindo no sono, BJ ouviu um barulho e se sentou assustado no sofá. Viu Gabriel fechando a porta rapidamente e olhando para ele sobre o ombro.

— Calma — disse Gabriel. — Ainda não é a polícia, nem o IML. Fique tranquilo, que ninguém veio te pegar.

— Espero que não me peguem nunca — disse BJ, deitando novamente no sofá. — Não quero nem pensar nessa possibilidade.

— Não vai acontecer nada. Está tudo dentro do planejado.

Gabriel foi até o balcão que separava a cozinha da sala e pegou uma garrafa de uísque. Olhou para BJ, esperando um sinal de aprovação.

A cabeça de BJ parecia ter voltado ao tamanho natural — fez sinal positivo para Gabriel, que serviu dois copos. Entregou um deles a BJ e levantou o outro.

— Um brinde à morte — disse Gabriel.

BJ se ajeitou no sofá para poder completar o brinde proposto.

Gabriel adorava brindes e celebrações. Os dois tiveram grandes momentos para comemorar durante os últimos sete ou oito anos, e agora era a comemoração definitiva. A comemoração de todas as comemorações, que não dava sinais de que iria parar tão cedo.

Na verdade, BJ sabia que os brindes e as comemorações eram apenas uma desculpa para quebrar o clima estranho. Apesar dos anos de convivência, BJ e Gabriel nunca passaram muito tempo sozinhos. Sempre estavam rodeados de pessoas. Quando não eram os membros da banda, eram os jornalistas, os fãs, os fotógrafos, os produtores. Agora era diferente. Não podiam sair para um bom restaurante ou para se divertirem em um bar. Eram dois homens num apartamento, sem nada para fazer. A única diversão era abrir garrafas, com alguma desculpa para brindar e tentar encher a cara o mais rápido possível.

Depois de tomar seu uísque num só gole, BJ voltou a encostar-se no sofá, olhando para o copo vazio. Girava o copo e olhava, pensativo, como um vidente que interpreta borra de café em uma xícara.

— Acho que posso me acostumar com isso — disse BJ.

— Não vá se acostumando tanto — disse Gabriel, sorrindo. — Já disse que isto aqui é provisório.

— Você sabe que eu não estou falando do seu apartamento, nem da sua bebida, seu babaca. Você acha mesmo que eu estou achando uma maravilha ficar aqui? Você lembra como era a minha vida?

Gabriel ficou sem graça, mas manteve o sorriso por alguns instantes, sem dizer nada.

— Eu quis dizer que posso me acostumar com a minha situação. Não vejo a hora de sair desse seu apartamento de merda.

BJ deu uma grande risada e dessa vez Gabriel tentou acompanhar. Gabriel levantou seu copo novamente, ainda com metade do uísque.

— Você é a estrela e eu sou apenas o seu humilde servo, senhor. Óbvio que minha residência será sempre bem mais simples do que a sua.

BJ sorriu e levantou seu copo vazio, acompanhando o brinde.

— Quanto tempo você acha que vou ter de esperar? — perguntou BJ.

— Acredito que um mês seja suficiente, até a poeira baixar e os documentos ficarem prontos — disse Gabriel. — Você já se decidiu? Nova Iorque ou Londres?

— Tenho a sensação de que em Londres vou me sentir melhor.

— Mais longe.

— Não por isso. É pelo clima mais fúnebre. Combina com a ocasião — disse BJ, sorrindo.

Na verdade, a maioria das bandas de que BJ gostava eram britânicas. Em Londres, estaria longe de tudo que lembrava o seu passado e, ao mesmo tempo, próximo de tudo que sempre marcou sua vida.

Gabriel tomou o resto do seu uísque e apontou para o copo de BJ:

— Mais um?

— Claro. Afinal, continuamos as comemorações, certo?

— Sim. Já comemoramos o plano, a tomada de decisão, o dia da mudança e agora estamos comemorando os preparativos — disse Gabriel. — E já vá se preparando, logo começaremos as despedidas. Tenho a sensação de que as próximas semanas exigirão muito dos nossos fígados. Cada dia agora será especial.

Gabriel foi até o balcão, encheu seu copo, mas, dessa vez, pegou a garrafa e levou com ele. Encheu o copo de BJ novamente e colocou a garrafa na mesa de centro.

— Pena que não podemos fazer uma festa como sempre fazíamos — disse BJ.

— Quem mandou você querer se matar? — disse Gabriel, dando risada. — Proponho um brinde às pessoas que se matam e deixam os amigos na mão.

Gabriel levantou seu copo à altura do rosto de BJ, que completou o brinde.

— Eu não te deixei na mão, seu babaca — disse BJ. — O objetivo foi justamente o oposto e você sabe disso.

— Sei muito bem. Mas, neste exato momento, este apartamento poderia estar repleto de mulheres, loucas para fazer tudo que você quisesse com elas, mas... veja bem... somos só nós dois.

— Eu sei o que você está insinuando, Gabriel — disse BJ. — Mas nem pense! Nem com todo o uísque do mundo você vai conseguir realizar esse seu velho desejo. E, como eu estou legalmente morto, lembre-se de que isso poderia ser considerado necrofilia, o que deixa tudo ainda pior.

— Você é um idiota — disse Gabriel, levantando o seu copo mais uma vez. — Um brinde às festas com as fãs, que você nunca mais vai poder fazer.

BJ levantou o copo.

Gabriel tomou tudo de uma vez e praticamente se deitou na poltrona. BJ bebeu apenas um gole, colocou o pé sobre a mesa de centro e voltou a olhar o copo apoiado sobre a barriga.

— Você já parou para pensar, BJ? — perguntou Gabriel, pensativo. — Todo mundo fica tentando imaginar se existe vida após a morte e você será a única pessoa que vai poder realmente ver isso acontecer.

— Não a única. Lembre-se do Rei — respondeu BJ.

Gabriel chacoalhou a cabeça.

— Não. Não. Ninguém sabe direito se Elvis conseguiu mesmo fazer isso — disse Gabriel. — Mas você está aqui. Eu sei que você fez e conseguiu. Você é o meu herói. Eu já te disse isso, não disse?

— Várias vezes, e nas situações mais estranhas. E agora realmente acho que você está querendo transar comigo.

BJ deu uma risada e teve de levantar o copo da barriga para não derramar.

— Idiota — disse Gabriel, rindo também.

♦

Acordar pela segunda vez no apartamento de Gabriel não deixou as coisas mais fáceis, e BJ começou a achar que nunca mais iria acordar tranquilo. É estranho abrir os olhos e não ver as suas coisas, na sua casa, e toda hora ter que se habituar novamente.

Nessa manhã, BJ entendeu o que sentia falta de ver: ele mesmo.

No apartamento que deixou para trás, BJ tinha espelhos em praticamente todas as paredes do quarto. E agora era estranho acordar e não se enxergar, como se ele realmente tivesse desaparecido da face da terra. Mesmo sabendo que veria um trintão de cueca com a cara destruída pelo excesso de álcool na noite anterior, ele gostava de se ver.

Quando conseguiu ir até o banheiro, BJ conferiu sua imagem no espelho. Continuava sendo um sujeito perto da meia-idade, destruído pela bebida e outras drogas. Passou a mão na lateral do rosto, sentindo a barba. Quando se está na expectativa de ver uma coisa mudar, parece que ela acontece ainda mais lentamente. Era óbvio que BJ precisava de alguma distração.

BJ voltou à sua pilha de discos. A música sempre lhe deu motivos para fazer as coisas, e agora não seria diferente. Depois de passar alguns discos sem encontrar algo que o motivasse, ele parou no London Calling. Lembrava exatamente do dia em que um amigo comentou sobre o The Clash e ele não fazia ideia de que estavam falando de um dos maiores ícones da música alternativa. Como a banda fez parte do movimento punk londrino, BJ esperava ouvir guitarras barulhentas e vocais estridentes, como dos Sex Pistols, mas acabou descobrindo uma banda com arranjos maravilhosos, com duas guitarras combinando acordes e timbres inesperados, e um baterista fantástico. Além da voz melodiosa e cheia de energia de Joe Strummer, que deixava tudo harmonioso e visceral ao mesmo tempo. BJ tinha consciência de que ouvir aquele disco e ter-se tornado fã da banda definiu toda a sua forma de encarar a música, as outras bandas, as letras e o fato de ser vocalista de uma banda.

BJ colocou o disco para tocar e se sentou no chão do quarto. Aquele som era capaz de fazê-lo sentir-se vivo novamente. Só de ver Paul Simonon na capa do disco prestes a destruir seu contrabaixo já fazia BJ ficar empolgado e com vontade de subir de novo no palco.

BJ se lembrou de que aquela capa era inspirada no primeiro disco do Elvis, em que ele aparecia cantando e tocando seu violão, mas tinha o mesmo padrão, com a foto em preto e branco e as palavras escritas em verde e rosa. Ele também tinha esse disco. Pegou a pilha e foi espalhando as capas pelo chão, até que o encontrou. Segurou-o à sua frente e olhou bem para a cara de Elvis.

— Como você aguentou?

Por uns segundos, BJ teve a impressão de que Elvis iria realmente responder, com aquela voz grossa dos shows de fim de carreira, já bem mais gordo do que estava naquela primeira capa.

A mãe de BJ adorava aquela fase Las Vegas, e ele se acostumou a ver Elvis com suas roupas espalhafatosas em cima de um grande palco, cercado de músicos, mas sem tanta energia. Quando era bem mais novo, achava estranho ouvir sua mãe dizer que aquele era o Rei do Rock. Na época, aquilo estava muito distante do rock que ele tinha começado a ouvir, mas aos poucos BJ foi aprendendo sobre a história de Elvis e o que ele representou para a música, além da sua fama de galã, e até sua carreira no cinema. Sua mãe era uma verdadeira fã, apaixonada por ele; portanto, para BJ, Elvis era a figura paterna mais próxima que ele chegou a ter.

— Eu sempre te entendi — disse BJ para o Elvis na capa do disco. — Você conseguiu tudo. Foi o cara perfeito. O centro das atenções. O astro que todos gostariam de ser.

BJ largou a capa do disco no chão, mas continuou olhando para ela.

— Mais do que nunca, eu te entendo. Uma saída digna. Depois de algumas belas cagadas, temos a sensação de que nunca vamos encontrar um jeito de sair do balde de merda em que a gente mesmo se enfiou. Eu te entendo, cara.

BJ olhou para as paredes do quarto, a janela fechada. Continuou, com a plena convicção de que a morte de Elvis Presley fora realmente uma encenação, num plano que lhe serviu de inspiração e BJ agora apenas copiava:

— Como você conseguiu? Só me explica isso! Como você fez para viver se escondendo? Como conseguia sair de casa? Se é que você saía... Aposto que você ficou em Graceland até morrer de verdade.

Aquela casa era tão grande que nem precisava ir a outro lugar para se divertir.

BJ olhou em volta do pequeno quarto de hóspedes.

— Eu estou aqui, preso nesta droga de apartamento. Mas vou te dizer: é por pouco tempo. Eu não nasci para ficar escondido. Não sei como você conseguiu, mas eu preciso fazer isso também.

BJ virou o disco do Clash e foi ao banheiro. Olhou no espelho, procurando sinais de que ainda era o BJ que sempre foi. O BJ que também conseguiu ser adorado por suas músicas e pela pessoa que era. Só que agora o reflexo era de outro. Um BJ que não precisava mais existir nem se cuidar. Ou será que era o BJ que sempre existiu mas ele nunca quis ver?

— Como alguém consegue ficar morto? — perguntou BJ para o BJ no espelho. — Como vou conseguir me ver mudar, me transformando assim, aos poucos?

Deu uma última olhada no seu rosto, analisando sua barba cobrindo o rosto que costumava estar sempre bem cuidado. Tentou ajeitar o cabelo, mas depois de algumas tentativas desistiu. Não conseguia mais se arrumar do jeito que gostava. Mas não precisava gostar. Ele se arrumava para as outras pessoas, para as fotos. Agora não tinha mais ninguém para agradar. Ninguém mais veria.

Ele foi para a sala; já era hora de beber novamente.

♦

Quando estava pegando sua terceira cerveja, BJ ouviu a chave na porta. Continuava sem saber que horas eram, mas, como Gabriel estava voltando do trabalho, provavelmente já estava no final da tarde.

Gabriel entrou no apartamento, deixou suas coisas sobre o balcão e pegou a cerveja da mão de BJ.

— Você deveria parar um pouco de beber. Sua cara não está legal.

— Acabei de começar — disse BJ. — Esta é a cara de quem está morrendo de tédio. Diga que as coisas estão andando e que você vai conseguir me mandar embora logo.

— Calma, que está tudo ficando pronto.

Como todo bom empresário, Gabriel cuidava de tudo para BJ. O único problema é que ele nunca explicava bem os detalhes, e isso deixava BJ mais ansioso que o normal. No momento, BJ só sabia que teria de esperar um pouco, porque Gabriel estava cheio de coisas para resolver antes dos documentos. Ele continuava cuidando de tudo, mas a diferença era que, agora, ao invés de shows, coletivas de imprensa e sessões de fotos, Gabriel tinha de lidar com coisas bem mais fúnebres.

— Quando eu saio daqui? — perguntou BJ. — Me dê uma data aproximada, pelo menos.

— Relaxa. Vamos devagar. Primeiro precisamos cuidar do seu velório e do seu enterro. Só quando tudo isso tiver passado é que posso te despachar para Londres.

— E como está isso?

— Passei no auditório antes de vir pra cá. Já está todo decorado. Inclusive com o seu caixão no lugar.

— Porra, você deixou meu corpo lá, assim, sozinho? — disse BJ, como se estivesse realmente preocupado com seu corpo num caixão. — Como você faz isso comigo? Você já foi melhor, Gabriel. Ainda bem que eu morri e não preciso mais passar por esse tipo de coisa.

Gabriel riu.

— Uma pena que o reitor não permitiu usar o salão nobre — disse BJ.

— Pois é, custava você ter se formado? Faltava o quê? Um ano?

— Um semestre.

— Por causa de seis meses você não vai ser velado no salão nobre da Universidade Federal do Paraná — disse Gabriel. — Mas eu bem que preferia fazer no Madame Min, você sabe muito bem disso.

— E você sabe que eu não quero muita ligação com aquele lugar — disse BJ.

— Entendo que você não queira, mas tínhamos bons motivos para fazer lá. Seria uma homenagem aos verdadeiros fãs, que viram você começar.

— Não quero lembrança desse lugar, porra! Você não entendeu ainda?

BJ pôs a sua garrafa na mesa com tanta força que Gabriel até olhou para ver se não tinha quebrado.

Essa era uma fase que BJ fazia questão de esquecer, porque lembrava Max e o início da banda. Era o lugar onde Max mais gostava de tocar, em que começaram a fazer sucesso. Mas, para BJ, esse pedaço do seu passado já estava morto e enterrado.

— Entendi, sim — disse Gabriel, indo buscar duas cervejas para eles.

Depois de um tempo, retomou a conversa. — Amanhã, deixe o rádio ligado, porque teremos cobertura ao vivo. E na internet deve sair alguma coisa em tempo real também.

— Você pediu para divulgarem? — Gabriel abriu os braços e balançou a cabeça.

— Porra, BJ! Sou seu empresário há quase seis anos e a gente se conhece há pelo menos nove. Quando você fez alguma coisa e não tinha um jornalista no teu pé fazendo pelo menos uma notinha para publicar no jornal?

— Ok. Ok. Isso eu tenho que concordar — disse BJ. — Um brinde ao seu brilhante trabalho com a minha assessoria de imprensa. Sempre botei mais fé em você do que naquela tal de Cíntia. Graças a você, sempre tive aqueles jornalistas chatos atrás de mim.

— Sim. Mas sempre saem matérias e você acaba deixando uma boa impressão.

BJ não comentou nada, mas se lembrou dos momentos ruins, em que não queria jornalista nenhum por perto escancarando seus problemas para milhões de pessoas. Principalmente quando, numa dessas ocasiões, ele ficou preso por alguns dias. Mas Gabriel não estava pensando nos piores casos.

— Tivemos aquele caso da maluca da coletiva, mas essa não conta, não é? — disse Gabriel.

BJ sabia que Gabriel estava falando de Lady Madonna, mas preferiu fingir que não entendeu para não entrar no assunto. Para Gabriel, ela tinha sido apenas uma jornalista que fez uma provocação em uma coletiva de imprensa, e era melhor deixá-lo continuar pensando isso.

— Nem acredito que nenhum jornalista vai me perseguir como antes — disse BJ, desviando o assunto. — Ninguém mais vai acompanhar minha vida assim, de perto.

— Mas espero que eles acompanhem a sua morte com a mesma vontade. É só disso que a gente precisa. Todo mundo lembrando de você e comprando seus discos. Os antigos e os novos lançamentos.

Gabriel levantou sua garrafa. — Um brinde aos fãs macabros que adoram comprar coisas dos seus ídolos mortos — propôs Gabriel, terminando de tomar sua cerveja.

BJ não brindou. Estava mais quieto. Sempre ficava assim quando se lembrava de Lady Madonna.

— Foi só uma brincadeira, BJ. Relaxa — disse Gabriel, indo buscar uma garrafa de uísque. — Vamos começar a beber de verdade.

BJ deixou a garrafa de cerveja e pegou um copo.

— Vamos beber à minha morte? — disse BJ.

— Ao grande sucesso que virá com ela — disse Gabriel.

— E a volta às paradas.

— De onde você nunca deveria ter saído.

Os dois brindaram e viraram seus copos. Aos poucos, retomaram o clima de comemoração.

— Sabe o que vai ser pior, amanhã? — perguntou Gabriel. — Eu não vou poder aparecer sorrindo nas fotos. Eu fico bem mais bonito quando estou sorrindo, mas sei que não vai pegar bem.

— Você é feio de qualquer jeito — disse BJ. — A verdade é que o cara mais bonito envolvido com esse evento estará aqui, trancado num apartamento.

Os dois levantaram seus copos e brindaram de longe.

— Será que teremos um grande público? — perguntou BJ.

— Espero que sim. Chamei muitas pessoas da imprensa e falei com aquela menina do blog do fã-clube, que trabalhou com a gente nas turnês.

— A Cibelle?

— Exatamente — disse Gabriel. — Ela está mobilizando o grupo em todas as mídias. Continua mantendo o blog, e disse que irá começar a fazer posts especiais em sua homenagem.

— Legal.

— Mas o que você quer saber mesmo é se a jornalista maluca vai estar lá — disse Gabriel, não resistindo. — Não precisa ficar dando voltas. Acho que ela vai, sim.

— É óbvio que não me interessa se ela vai estar lá. Não faz a menor diferença para mim.

Estava mentindo. BJ gostaria muito que Lady Madonna fosse.

— E o Max? Você acha que ele vai aparecer? — perguntou Gabriel.

— Ele não me interessa, também.

Isso era verdade. Apesar de ter pensado muito em Max nos últimos meses, BJ não tinha a menor preocupação quanto a se ele iria ou não ao seu velório. Com certeza, Max não estaria nem um pouco interessado em fazer qualquer homenagem a ele. Cuspiria no caixão se tivesse a oportunidade. Por que Max iria ao velório do cara que ele abandonara no início da carreira?

— Um brinde ao dia de amanhã — disse Gabriel. — O dia em que você vai deixar todo o seu passado realmente no passado.

BJ levantou o copo e tomou tudo de uma vez.

♦

No sonho de BJ, o alarme de incêndio tinha disparado e ele estava trancado no quarto do hotel. A fumaça entrava pela porta e o calor estava insuportável. Quando ele finalmente acordou, entendeu que era o telefone do apartamento que estava tocando e o calor era provavelmente efeito da ressaca.

BJ atendeu, ainda tentando sair do sonho e entrar na realidade.

— Cara, isso aqui está uma loucura!

Por um instante, BJ não conseguiu reconhecer a voz de Gabriel e demorou para compreender de que loucura ele estava falando.

— Hã?

— Você estava dormindo ou ainda está bêbado? Este é o seu grande dia!

— O que está acontecendo? — BJ lutava para entender os comentários de Gabriel.

— Tudo está indo conforme o esperado — disse Gabriel. — Na verdade, melhor. Você não vai acreditar na quantidade de pessoas que a Cibelle conseguiu mobilizar. Está incrível! Pessoas cantando. Pessoas chorando. Até uns fãs mais antigos apareceram, trouxeram fanzines e cartazes do começo da banda. Inclusive peguei uns contatos para juntar esse material e talvez publicar um livro.

— Legal.

— Legal? — Gabriel soava indignado. — Você só diz isso? Você não tem ideia! Isso é bem mais do que o planejado. Prepare-se para um grande sucesso!

— Estou sem poder ver isso de perto, então vou confiar em você. Se você diz, está acontecendo.

— Já entendi — disse Gabriel. — Você ainda está dormindo. Faz o seguinte: vai tomar um banho e em seguida fique ligado no rádio. A imprensa está aqui, e com certeza teremos alguma coisa ao vivo.

— Me avise quando algo realmente acontecer.

BJ desligou o telefone e apertou a testa contra o travesseiro. Sua cabeça estava latejando e ele precisava de mais alguns minutos para assimilar o fato de que um novo dia tinha começado. Pegou uns comprimidos na cabeceira da cama e engoliu sem água, mas depois foi ao banheiro procurando água para tirar o gosto ruim. Lutou para não olhar no espelho, mas acabou notando o seu reflexo. Era estranho ver aquela figura aparecer à sua frente. Definitivamente, não era ele.

— Você está sendo enterrado hoje — disse BJ para o BJ do espelho. Jogou água no rosto e olhou novamente para seu reflexo. — Na verdade, você está renascendo.

Voltou para o quarto e viu o Elvis jogado no chão.

— Não me olhe assim! — disse BJ. — Você deveria ter deixado um manual de como fazer essas coisas funcionarem.

BJ foi para a cozinha. Apesar do estômago revirado, ele sabia que precisava ingerir algumas calorias para fazer seu corpo reagir. Pegou algumas bolachas e tentou mastigá-las. Tomou um copo de suco e voltou para o quarto.

Precisava continuar arrumando as coisas para fazer o tempo passar mais rápido e se sentir um pouco mais próximo de Londres. Saber que em breve seu caixão estaria sendo colocado embaixo da terra trazia uma sensação estranha. Ele imaginou que não se importaria com essas coisas, mas agora esse era um pensamento recorrente que ele tentava afastar. Pegou alguns livros da caixa vermelha e começou a escolher os que levaria. Assim como no caso dos discos, ainda não sabia o que seria útil no futuro. Passou um tempo folheando e lendo trechos de contos de ficção científica, que eram a maioria na sua coleção. Deitou na cama e começou a reler uma história sobre colonizadores que vão a Marte para tentar recriar a vida como é na Terra. BJ pensou em como aquilo era semelhante ao que estava vivendo. Seria possível recriar uma vida em outro país depois que todos pensam que você não existe mais?

O telefone tocou. Era Gabriel novamente.

— Você está ouvindo o rádio?

Os remédios ainda não tinham feito sua cabeça parar de doer e BJ sentiu-a latejar com cada palavra.

— Não, estou no quarto.

— Então vai para a sala e aumenta o volume do rádio. Lady Madonna vai falar ao vivo, direto daqui.

Ao ouvir o nome dela, BJ se forçou a despertar. Foi até a sala, aumentou o volume e se jogou no sofá.

Uma música do Vampire Weekend, da qual não recordava o nome, estava tocando.

Será que estava na estação certa? Lady Madonna não devia estar falando? Olhou o display do aparelho e viu que a estação era aquela mesmo. Será que ela já tinha terminado?

BJ voltou a se sentir mal e percebeu como era patético aquilo tudo. Ficar afetado daquele jeito só por ouvir o nome dela ou perder sua participação num programa idiota.

Levantou-se do sofá e foi até a geladeira para tomar mais suco e voltar ao quarto. Quando estava vasculhando a geladeira, tentando lembrar-se do que tinha ido pegar, a música terminou e o locutor começou a falar.

— Essa foi "Oxford Comma", do Vampire Weekend.

BJ fechou a geladeira e ficou ouvindo.

— Agora, como prometemos, Lady Madonna está ao vivo no velório de BJ, vocalista da banda Desistentes, que morreu num trágico acidente há três dias. Lady Madonna, como está o clima aí na Universidade Federal do Paraná?

— Bom dia, Cleiton e ouvintes. O clima é obviamente de tristeza. A maioria das pessoas que estão vindo prestar suas homenagens são grandes fãs da banda. Os Desistentes fizeram sucesso nacional e eram adorados aqui, por terem destacado o nome de Curitiba no cenário do rock nacional. Há alguns minutos, um grupo de fãs começou a cantar algumas das músicas mais famosas da banda e penduraram faixas em homenagem a BJ. Vale lembrar que BJ tinha 31 anos e lançou, durante os dez anos de carreira, quatro discos com os Desistentes, a banda curitibana de maior sucesso no país.

BJ abandonou a geladeira e voltou para a sala, olhando para o rádio. Não sabia o que era mais estranho naquele momento: ouvir sobre a sua própria morte ou ouvir Lady Madonna falando dele.

— A escolha do local do velório foi uma homenagem, certo, Lady? — perguntou Cleiton.

— Exatamente. Conversei agora mesmo com Gabriel, o empresário dele, que me contou que BJ sempre dizia que no fim de sua carreira gostaria de fazer um show na Universidade Federal, onde ele começou. E, visto que a carreira de BJ foi interrompida de forma tão repentina, Gabriel resolveu de certa maneira realizar esse antigo desejo.

— A banda Desistentes começou em 2008, quando BJ estudava na Federal, certo?

— O ano correto é 2007, quando BJ e Max formaram a banda. Os dois ingressaram na universidade em 2005, mas só começaram a fazer sucesso em 2008. Max chegou a se formar, mas BJ acabou abandonando a faculdade no último ano.

"No último semestre", corrigiu BJ mentalmente.

— Eu me lembro bem dessa fase — disse Cleiton.

— Acho que todos lembramos, Cleiton. Era a época em que Max ainda estava na banda. Foi a melhor fase, apesar de ter durado pouco, pois Max saiu logo depois. Aliás, alguns fãs mais antigos ainda têm a expectativa de que ele apareça para se despedir de BJ, mas ontem eu conversei com Max por telefone e ele afirmou que não virá ao velório nem irá ao enterro. Disse apenas que me enviará uma nota para eu ler no meu programa.

— Já era de se esperar que ele não aparecesse mesmo — completou Cleiton. — Obrigado. Então aguardamos o seu programa logo mais à noite. Como sempre, caros ouvintes, não percam Lady Madonna detonando o mundo da música com seus comentários maliciosos sobre a vida dos cantores, músicos e bandas do Brasil e do mundo — disse Cleiton, rindo.

— Eu só falo a verdade, Cleiton, só que, às vezes, ela dói em alguém e eu não posso fazer nada.

— Tá certo, Lady Madonna. Bom trabalho.

— Obrigada. Agora mesmo os fãs começaram a cantar a música "Amor Maior", um dos clássicos da banda. A emoção está forte aqui, mas eu volto com você mais tarde.

BJ desligou o rádio.

O que mais chamou a atenção de BJ foi o fato de Lady Madonna continuar mantendo contato com Max. Os dois deviam ficar criticando todo o sucesso que ele teve. Dois perdedores.

BJ ficou ainda mais feliz por ter tomado sua decisão. Não precisava mais ficar preocupado com esses babacas que não sabem o que é fazer sucesso mas mesmo assim se sentem no direito de dar palpite. Durante todos esses anos, BJ aprendeu a ser uma celebridade, coisa que eles nunca saberiam como é. E em algumas semanas ele estará fazendo ainda mais sucesso e irá desaparecer do país, para nunca mais ter de ouvir essas bobagens.

Pensar que, por um momento, BJ ficou na dúvida, achando que seria errado desistir dessa forma. Mas até que ponto desistir não é uma forma de se libertar e fazer algo novo? Esse foi o pensamento que deu origem a toda a sua carreira, não foi?

Lady Madonna não sabia quem era o verdadeiro Max. O Max dono da verdade, sempre se achando mais do que os outros. Como ela não percebeu isso?

♦

Amor Maior
(Max — BJ)

Na esquina da minha casa
Um homem canta todos os dias
Sem plateia e para almas frias
Ninguém percebe o seu dom

Minha voz não consegue sair
Quando estou pensando em você
Tento cantar o que sinto ao te ver
Mas não consigo achar o tom

Seu olhar me faz ver
Que nunca vou viver
Um amor maior assim
Seu toque me faz querer
Repetir e não perder
Um amor maior para mim

Capítulo 2

NASCIMENTO

(2007)

A SALA DE AULA ESTAVA CHEIA. Literatura estrangeira não era o grande interesse da maioria, mas a boa audiência se devia ao carisma do professor que, ao analisar as obras, acrescentava detalhes da vida pessoal de cada autor.

BJ até que gostava da aula, mas o verdadeiro motivo de ter acordado cedo para estar presente não eram as histórias irreverentes do professor. A verdade é que ele não poderia levar nem mais uma falta, ou seria reprovado.

BJ estava no quinto semestre da faculdade e ainda não via aquilo ter algum sentido prático na sua vida. Quase sempre sentava no fundo e ficava escrevendo em seu caderno enquanto ouvia o professor. O que ele escrevia quase nunca tinha relação com o que estava sendo dito. A grande maioria das linhas do seu caderno continha versos, estrofes e refrãos.

— O que podemos dizer sobre o realismo e o fantástico na obra e na vida de Joyce? — perguntou o professor.

Demorou um tempo para BJ perceber, após o silêncio que se seguiu, que a pergunta fora para ele.

— Não sei o que podemos dizer — disse BJ, parando de escrever e encarando o professor.

— Tente.

BJ até pensou em enrolar com algum comentário óbvio, para pelo menos dizer que tinha tentado, mas estava cansado de entrar no que parecia ser apenas um jogo.

— Acho que Joyce simplesmente gostava de escrever, sem se preocupar com sua realidade ou com suas fantasias. Ele só escrevia e queria que o deixassem em paz.

O rosto do professor foi ganhando tons de vermelho à medida que caminhava até o fundo da sala. Ao chegar mais perto, já estava quase roxo. Olhou para o caderno de BJ e, não se sabe como, manteve a voz calma.

— É isso que você quer? Que eu deixe você em paz para escrever essas suas poesias, achando que já é tão bom quanto os grandes? Você precisa conhecer os bons se quer ser um deles, e não ficar achando que está acima de todos.

Se quisesse, BJ tinha mais uma chance de manter o assunto no âmbito da literatura para amenizar a situação. Bastava deixar o professor pensar que ele realmente estava tentando ser um poeta e iniciar uma discussão pretensamente séria sobre técnica ou inspiração criativa. Talvez dizendo que, quando a inspiração aparece, não se pode desperdiçá-la. Só que BJ não acreditava muito em inspiração e, naquele exato momento, já tinha percebido que os outros alunos estavam se divertindo com a situação. Ele gostava disso e não iria abrir mão daquele momento único, mesmo que isso lhe custasse um pouco mais do pouco crédito que restava com o professor.

— Quem disse que isso são poesias? — disse BJ, folheando o seu caderno para deixar claro que não existia nada nele relacionado à matéria, passando páginas e páginas repletas de versos. — Isso são letras de músicas. Da minha banda.

— Então talvez você tenha escolhido o curso errado — disse o professor, ainda irritado com o jeito pouco amigável de BJ. — Aqui vamos estudar poesia e prosa. Aprender com os clássicos. Talvez você se encaixe melhor em outro lugar.

BJ olhou para o resto da turma. Aquela pequena plateia estava sedenta por mais discussão.

— Acho que o senhor tem razão, professor. Eu já pensei várias vezes em desistir desse curso justamente por isso. Ficamos ouvindo essas coisas sobre os grandes escritores e poetas. Os clássicos, como vocês gostam de dizer. E eu acho que tudo isso é para tentar fazer a gente se esquecer de que nós mesmos podemos ser grandes. Os professores deveriam prestar atenção aos talentos que estão aqui na sala de aula e estão de saco cheio de ficar ouvindo as mesmas repetições sobre escritores famosos e não têm chance nenhuma de mostrar os seus próprios trabalhos. E eu posso garantir que, sob esse ponto de vista, o meu saco também está cheio. Bem cheio, mesmo!

O professor, que já tinha voltado à sua cor natural, voltou a ficar todo vermelho e retornou à frente da sala.

— Eu peço que cuide do linguajar em sala de aula. Ou vou ser obrigado a tomar alguma atitude, e não quero ter que fazer isso. Somos todos adultos aqui.

— Não precisa tomar atitude alguma, professor. Já entendi o recado.

BJ se levantou, jogou o seu caderno dentro da mochila e foi caminhando em direção à porta. — Vou levar minhas letras para outro público. Sei muito bem quando não estou agradando.

Enquanto saía da sala, BJ piscou e sorriu para um grupo de meninas que estavam rindo da situação. Esses eram os momentos de que BJ mais gostava. A reprovação era um preço baixo comparado a esse prazer.

Antes de começar a descer as rampas do edifício da reitoria, BJ abriu sua mochila e tirou uma pilha de adesivos que tinham uma arte simples: fundo preto, com a palavra MONSTROZ escrita em branco. Ele mesmo tinha feito o desenho das letras. O nome da banda, ele tinha definido antes mesmo de entrar para a faculdade.

Sempre imaginou esse nome impresso nas camisetas dos fãs, nas capas de discos e nos cartazes de shows.

BJ colocou a mochila novamente nas costas e começou a descer a rampa do edifício Dom Pedro I, parando em cada rodinha de pessoas para entregar os adesivos.

— E aí, pessoal? Tudo beleza? O adesivo da minha banda.

Para alguns, BJ deixava mais de um.

— Leva para sua namorada também.

Para conhecidos, deixava vários, para entregarem aos amigos dos amigos.

— Entrega um para o Cabelo, ele estava esperando ficar pronto.

BJ desceu os nove andares até a cantina, repetindo a mesma ação. Entrou e deixou-os nos centros acadêmicos que estavam abertos, colou nos murais e nas portas dos banheiros, no quadro de avisos da cantina, e deixou uma pilha com uns dez em cima do balcão do caixa para quem quisesse pegar.

Na saída, viu um pôster de uma festa que aconteceria no DCE no final de semana. BJ olhou o nome da banda que iria tocar: Os Banais, que ele já conhecia. Era formada por alunos de engenharia e tocava principalmente nas festas no Centro Politécnico. Começaram como uma brincadeira de calouros do curso de Mecânica e já estavam ficando bem conhecidos. Mas, embora fizessem parte da cena alternativa de Curitiba, seu tipo de música não tinha como ir muito mais longe. Eram letras engraçadinhas, com piadas de estudantes.

BJ olhou para os lados, para ter certeza de que ninguém estava olhando. Pegou um dos adesivos na mochila e colou exatamente em cima do nome da banda. Deu um passo para trás para admirar o cartaz que, agora, passava a anunciar a festa no DCE com o show da banda MONSTROZ.

— Bem melhor agora.

♦

No segundo andar do diretório havia um bar, e improvisaram um lugar para a banda tocar que nem dava para chamar de palco, porque os músicos ficam no mesmo nível do público. Esse era o padrão nas festas do DCE, pois o pé-direito era muito baixo. Para BJ, isso era inaceitável. O público merece enxergar melhor a banda. E a banda, por sua vez, merece um lugar de destaque. Mas, como não era um show da Monstroz, BJ achava que era melhor assim. Na verdade, BJ estava disposto a não dar a mínima atenção à banda e já tinha decidido que nem ficaria no mesmo andar. A maioria do público das festas do DCE preferia ficar no terceiro andar, onde havia alguns sofás e era bem mais escuro, facilitando o consumo de coisas mais pesadas do que o chope vendido na festa. Mas BJ não usava drogas. Ele só queria deixar claro que não estava curtindo o show daquela banda.

Antes de subir, BJ pegou um copo de chope no bar e parou diante do grande espelho na parede do fundo, antes de subir. Passou algum tempo ajeitando o cabelo e a gola da jaqueta. Imaginava-se tocando com sua banda naquele lugar. Seria um bom começo para a banda, mas, definitivamente, daria um jeito de ter um palco. Para ele, isso era imprescindível.

No meio desses pensamentos, BJ ouviu uma voz conhecida.

— Será que o show vai ser legal hoje?

BJ virou e viu Renato.

— Não creio — disse BJ. — Você já ouviu?

— Nunca.

— Então se prepara. Eu já ouvi e posso te garantir que vai ser sofrido. O baterista é bom, mas o resto da banda simplesmente não tem presença nenhuma. Não sabem o que fazer no palco. O vocalista até parece que tem medo de cantar.

Renato deu uma risada alta. Era amigo de BJ desde o ensino médio. Os dois moravam perto e continuaram próximos depois que entraram na faculdade, apesar de se encontrarem bem menos do que antes. Mesmo assim, Renato ainda era o baixista de BJ. Renato sempre esteve em todas as bandas que BJ montou, mesmo quando a banda não passava do primeiro ensaio. Ele sabia que BJ tinha um talento nato e não queria perder a chance de ter uma banda com ele.

— Ainda bem que aqui o vocalista nem precisa se preocupar, que quase ninguém vai ver. — Renato deu uma grande risada. — Não é toda banda que tem a sorte de ter um vocalista que nasceu para isso.

— Não mesmo.

— Agora, se o baterista é bom, deveria falar com ele para tocar com a gente.

— Já pensei nisso, e coloquei ele na minha lista — disse BJ. — Por falar nisso, conheci uma menina, lá das Agrárias, que toca guitarra. Não sei se ela toca muito bem, mas eu acho que seria interessante se a banda tivesse uma mulher. Uma coisa tipo Pixies, Smashing Pumpkins, Sonic Youth, saca?

— Espera aí, BJ! — disse Renato. — Em todas essas bandas que você citou as mulheres tocam baixo. Isso quer dizer que você quer me trocar?

BJ deu uma risada e, logo depois, Renato riu também, não conseguindo fingir a indignação por muito tempo.

— Nada a ver — disse BJ. — Só acho legal ter uma mulher na banda. Acho que ajuda a trazer público.

— Verdade. Vamos chamar os dois para um ensaio, então.

— Calma, cara. O que eu te disse? Vamos esperar.

— Você acha mesmo que isso vai dar certo? Divulgar a banda antes de ela existir?

BJ balançou a cabeça e bateu com o dedo no peito de Renato.

— Eu não acho. Eu tenho certeza. Hoje as pessoas se envolvem com as bandas de outra forma. Não é uma coisa só da música em si. É o nome, é o visual, é a marca da banda. Você não será apenas o baixista de uma banda. Você será o baixista da Monstroz, quando ela já for famosa. Inclusive, você que estuda essas merdas de marketing deveria saber melhor do que eu.

— Pelo menos, na época em que a gente ensaiava, sempre rolavam umas meninas interessadas em ver a gente tocar. E você também gostava — disse Renato. — Lembra daquelas duas amigas da minha irmã que iam todo final de semana ver a gente ensaiar?

— É verdade. Eu fiquei com aquela mais bonitinha algumas vezes.

— Eu lembro.

— Elas eram bem loucas.

— Loucas por nós. É isso que eu estou falando. A gente se diverte mais quando estamos tocando de verdade.

— Mas o que eu estou falando é justamente isso, só que multiplicado por mil. Ou um milhão — disse BJ. — Imagina milhares de mulheres querendo transar com a gente. Fazendo fila. Gritando: "Monstroz, Monstroz, venham cá e comam a gente, por favor!" Não é muito melhor?

Renato riu e se virou para o bar para pegar um chope e acompanhar BJ.

— Falando nisso — continuou BJ — os adesivos ficaram prontos. — Tirou um do bolso e entregou a Renato. — Já distribuí vários e colei em toda a reitoria. Depois vou pro Centro Politécnico pra colar nos blocos das engenharias também. Quer ir comigo?

— Estamos bem no fim do semestre, estou cheio de provas e trabalhos. Vai ficar complicado.

BJ balançou a cabeça.

— Você ainda se importa com a faculdade?

— Você não?

— Eu sei o que eu quero fazer, cara. Quero cantar. Ter uma banda. A faculdade só é um passo para conhecer as pessoas que vão ser nossos fãs. E, alguns, nossos companheiros de banda.

— Mas se não der certo? Precisa pelo menos garantir o diploma.

BJ tinha certeza do que queria fazer da vida. Estudar não era uma das suas atividades preferidas, e ele simplesmente não suportava a ideia de fazer algo que não fosse o seu sonho. Quando entrou no curso de Letras, parecia uma escolha mais próxima disso, e, já que estava naquela situação, achou que podia aproveitar para conseguir o que realmente queria. Na universidade poderia conhecer centenas, até milhares de pessoas praticamente da mesma idade que ele, provavelmente com as mesmas angústias e vontades. O melhor lugar para encontrar as pessoas certas para montar a banda que ele sonhava ter. Era impossível também que, entre milhares de garotos e garotas, BJ não conhecesse algumas pessoas interessantes que soubessem tocar algum instrumento e quisessem fazer parte de uma banda. Esse era o plano: formar a banda e conquistar público. Ele tinha certeza de que daria certo.

— O teu problema, Renato, é falta de confiança. Você precisa acreditar mais.

— Vou acreditar mais quando a gente tiver uma banda, compuser nossas músicas e começar a tocar de verdade. Por enquanto, temos apenas um nome.

— Um nome que será gritado por inúmeras fãs em grandes shows. É nisso que você tem que pensar.

— Está bem. Vamos subir pra ver se já tem alguém lá no terceiro.

♦

BJ chegou à reitoria e colocou a mochila num dos degraus que todos usavam como banco. Era um dia ensolarado de inverno em Curitiba e o pátio entre os dois edifícios não estava muito cheio. Apenas pequenos grupos de alunos se esquentavam ao sol. BJ entregou alguns adesivos para eles. Em seguida, foi para o edifício Dom Pedro II, o outro prédio da reitoria, que ele não frequentava muito. Subiu os seis andares pela rampa, colando os adesivos em todos os lugares que pôde.

O centro acadêmico de Filosofia estava aberto. Os alunos costumavam usar a sala para descansar ou jogar cartas, mas naquela hora não havia ninguém. Enquanto BJ pegava adesivos da mochila, um aluno entrou e se jogou no sofá, no fundo do centro acadêmico. Resolveu oferecer um adesivo a ele. O rapaz tinha o perfil de um fã em potencial. Usava jaqueta preta de couro e uma calça jeans clara, que lembravam um dos Ramones, mas BJ não sabia dizer qual.

O rapaz segurou o adesivo e ficou olhando para BJ, sem entender. Depois olhou para o adesivo, virou para ver o verso e voltou a olhar para BJ, procurando entender do que se tratava.

— É a minha banda, a Monstroz — disse BJ.

— Legal. Eu já vi esse nome pela universidade.

— Sim, eu estou espalhando por aí, para todos conhecerem.

— E vocês fazem que tipo de som?

— Bem... é um som alternativo moderno. Nada muito agressivo, mas também nada de pop.

Mas essa era apenas uma resposta pronta, seu jeito de dizer alguma coisa sobre a banda sem dizer nada na verdade.

— Legal. Vocês já têm um CD demo?

— Ainda não. Estamos trabalhando nas músicas.

BJ gostou do interesse do rapaz. Sentiu que ele gostava de música e com certeza se tornaria um fã.

— Vocês não têm uma demo, mas já têm adesivos? Ainda não fizeram as músicas?

BJ sentiu um tom de ironia. Ou seria apenas surpresa? O rapaz deveria estar apenas curioso por não entender muito bem como era ter uma banda.

— Sim. Estamos na fase de divulgação — disse BJ, tentando parecer o líder de uma banda explicando o momento artístico em que eles estavam.

— É que eu sempre achei que uma demo era a forma como as bandas divulgavam seus trabalhos — disse o rapaz. — Ou usam a internet, como muitas bandas têm feito ultimamente. Vocês já têm alguma coisa disponível na internet?

BJ não soube o que responder. O rapaz estava curioso demais. Ou será que estava sendo mesmo irônico? Ninguém tinha ficado interessado pela banda dessa forma. Nunca tinham procurado saber mais sobre a banda quando BJ entregava o adesivo. A conversa estava fugindo do roteiro que ele tinha preparado. Geralmente só queriam saber quantos integrantes tinha e quando fariam algum show, coisas para as quais ele já tinha uma resposta pronta.

— Estamos fazendo de uma forma diferente — disse BJ. — Queremos ser mais que uma banda. Queremos ser inovadores até na divulgação. Queremos ser uma experiência diferente. Fazer fora do modo convencional...

BJ parou de falar.

O rapaz tinha esticado o braço, devolvendo o adesivo.

BJ não estava entendendo. Será que o cara achou que teria que pagar por ele?

— Pode ficar — disse BJ. — É de graça. A gente dá isso para os fãs.

— Eu não vou querer, desculpe — disse o rapaz. — Nem conheço as músicas. Melhor você dar para alguém que realmente vá colar em algum lugar. Eu sei o quanto essas coisas custam.

— Você não gosta de música?

— Gosto de música, sim — disse o rapaz. — Das músicas que eu ouço, pelo menos. Mas nesse ponto eu acho que sou mais tradicionalista. Para mim, o que importa mesmo é o som. O resto é legal, mas não é o fundamental.

— Eu entendo — disse BJ. Ele estava tentando achar um jeito de se justificar. — Mas hoje em dia existem muitas bandas. Bandas demais. Então a gente precisa se diferenciar de alguma forma.

— Concordo. E, para mim, a melhor forma ainda é a música. Continuo achando que a única coisa para se diferenciar é fazer música boa.

BJ não gostou do rumo que a conversa tomou, mas estava disposto a provar que não estava fazendo nada ruim.

— Você conhece a banda Gorillaz? — perguntou BJ.

O rapaz concordou com a cabeça.

— Então, os caras montaram uma banda virtual e ninguém sabia quem estava por trás. Isso é o que faz a galera virar fã, entende? Isso gera curiosidade.

— Percebo que foi deles que você pegou emprestado o Z no final.

BJ ficou sem graça e queria se justificar, mas o rapaz continuou a falar.

— Eu até concordo com você em alguns aspectos. Mas ainda acho que se a música não fosse boa eles não conseguiriam nada disso. Ou você acha que se as músicas fossem horríveis as pessoas iriam continuar ouvindo só pela curiosidade de saber quem é capaz de fazer uma música tão ruim?

BJ ficou uns instantes pensando no que responder. O rapaz tinha razão, mas não devia entender o que significava ter uma banda.

— Eu também entendo o seu ponto. Só não concordo. Acho que, no final das contas, nós dois temos razão — disse BJ, não querendo argumentar mais. — Qual o seu nome?

— Max.

— O meu é Bruno Jorge. Me chamam de BJ.

Os dois balançaram a cabeça de forma amigável.

— Tenho que ir — disse Max, levantando-se.

— Você toca alguma coisa, Max? — BJ fazia essa pergunta para todo mundo que conhecia, afinal, qualquer um poderia ser um futuro membro da Monstroz.

— Toco.

Max soltou a alça da mochila de um dos ombros, abriu e tirou um CD que estava numa caixa transparente.

— Minha banda ainda não tem nome, mas eu tenho uma demo se você quiser ouvir.

Max ofereceu o CD para BJ.

— Claro.

BJ pegou o CD e Max saiu.

♦

Nos dias seguintes, BJ tentou achar Max de qualquer maneira. Não sabia que curso ele fazia e nem se ia para a universidade todos os dias. Poderia estar no centro acadêmico apenas matando tempo e ser de outro curso, ou de nenhum. Será que era mesmo aluno da Federal? Poderia estar apenas de passagem por ali.

Sem pistas concretas, BJ passou os dias em alerta. Quando passava pela reitoria, tentava encontrar Max entre os grupos de amigos, no pessoal jogando truco, nas mesas sempre cheias da cantina. Pensou em perguntar para as pessoas se elas estudavam com ele, mas não fazia ideia para quem. BJ chegou a comentar com alguns amigos, mas ninguém conhecia um Max. Mas, na semana seguinte, quando já tinha quase desistido, BJ acabou encontrando Max por acaso.

Caminhando pela rua XV de Novembro, BJ viu um rapaz no balcão de uma padaria. Era a mesma jaqueta preta de couro, a mesma calça jeans clara e o cabelo preto, meio comprido. Na hora BJ lembrou-se do Ramone com que Max se parecia. Era como se Johnny Ramone estivesse tomando um pingado em plena rua XV!

— Max! Eu te procurei a semana passada inteira! — disse BJ, entrando na padaria.

— Eu andei meio ocupado — disse Max — mas estava por aí.

BJ puxou uma banqueta e sentou-se ao lado dele no balcão.

— Cara, eu ouvi o seu CD e achei muito bom! — disse BJ.

Ele passou a semana inteira pensando na melhor forma de dizer aquilo. Não queria parecer muito empolgado, mas, depois de tanto tempo procurando por Max, não conseguiu se conter. A frase saiu bem mais animada do que ele pretendia, e BJ soou como um fã deslumbrado.

— Legal que você gostou — disse Max, parecendo não se importar muito com a empolgação de BJ. Pelo visto, Max estava acostumado a receber críticas positivas sobre seu CD. Provavelmente já tinha feito vários shows e estava acostumado com elogios. Mas para BJ aquilo era uma grande descoberta, e ele não conseguia disfarçar o interesse.

— Eu vi que só algumas músicas têm vocal. A banda é mais instrumental mesmo? Quem é o vocalista?

— Eu mesmo canto — disse Max.

— Sério?

— Sim. Usei uns efeitos na gravação — disse Max, soprando seu café com leite. — Sei que não tenho uma boa voz, então tentei disfarçar para a demo. Mas estou procurando um vocalista.

BJ sorriu como uma criança que acabou de descobrir que Papai Noel acabou de deixar o presente dos seus sonhos embaixo da árvore de Natal.

— Não sei se eu te falei, mas eu sou vocalista. Eu poderia cantar com vocês.

BJ sabia que estava se intrometendo demais, mas não poderia perder essa chance.

— Eu posso fazer um teste para vocês decidirem se eu sou bom ou não. Todos dizem que eu sou. E eu acho também, para falar a verdade.

Max sorriu. Tomou um gole do pingado e olhou para BJ como se já o estivesse avaliando naquele exato momento.

— Mas e a sua banda? É Monstroz o nome, não é? Como é que fica?

BJ baixou a cabeça. Ele não gostava de admitir, mas naquele momento não tinha outro jeito.

— Bom, você já sabe que ela não existe. Ela é só um nome em um adesivo e em algumas pichações que eu mesmo faço por aí — disse BJ, reconhecendo que seu plano não era dos melhores. — Eu tenho certeza de que poderia fazer músicas muito legais com vocês. O estilo de vocês é o que eu sempre gostei.

Max ficou pensativo, tentando entender e avaliar a oferta. Continuou tomando seu café, em silêncio por um tempo.

— Eu também escrevo letras — continuou BJ. — Quer ver?

BJ percebeu que Max estava considerando a possibilidade, então abriu a mochila, pegou seu caderno e colocou no balcão, na frente de Max.

Max terminou seu café com leite lendo as letras, que preenchiam quase todo o caderno. Passou várias páginas, depois voltou a algumas.

— Esta é muito boa — disse Max. Passou mais algumas páginas. — Estas aqui são bem legais também. Consigo até ver em forma de música. As palavras têm sonoridades interessantes.

BJ ficou feliz. Adorava quando reconheciam seu talento. Aquela parecia ser a sua chance de entrar para uma banda boa de verdade.

— Você consegue escrever mais algumas neste estilo? — Max apontou para as duas páginas abertas.

— Claro. É basicamente isso que eu faço o dia inteiro, todo dia.

— Legal. Acho que podemos tentar.

— Legal — disse BJ.

— Mas tem um detalhe — disse Max, olhando seriamente para BJ. — Não vamos falar nada para ninguém antes de termos músicas prontas e descobrirmos se funcionam, combinado? Nada de adesivo, camiseta, papo furado, fofoca. Nada disso. O que importa são as músicas. Elas têm que ser boas. A galera tem que curtir. Então vamos nos concentrar nisso, entendeu?

— Perfeito — respondeu BJ.

Max pagou o seu café e os dois foram saindo.

— Como é o nome da sua banda?

— Não tem nome ainda.

— Ok — disse BJ, caminhando ao lado de Max e pensando em oferecer o nome Monstroz. Mas se Max não tinha falado nada, não devia ter gostado.

— Vocês se encontram sempre para tocar?

— Não.

— Vocês não ensaiam?

— Não — disse Max.

BJ ficou sem entender.

— Eu ensaio — completou Max.

— Como assim? E os outros? Quantas pessoas tem a banda?

— Se der certo com você, agora serão duas.

Por instantes, BJ ficou processando o que Max tinha acabado de falar.

— Você está dizendo que fez todo aquele CD sozinho?

— Sim. Tenho um miniestúdio em casa e faço tudo sozinho, no computador.

— E toca todos os instrumentos?

— Sim — disse Max. — Quando estivermos com tudo pronto, chamamos mais algumas pessoas para tocar. Quando precisar. Por enquanto não precisamos, concorda?

— Concordo — disse BJ.

Os dois caminharam juntos em direção à reitoria. BJ não gostava muito da ideia de manter a novidade só entre os dois, mas ele realmente tinha gostado das músicas de Max e queria muito que desse certo. Resolveu aceitar a condição, por ora. Depois seria fácil convencer Max do contrário.

♦

— E aí? O que achou? — BJ estava tão ansioso para saber a opinião de Max que não estava aguentando esperar.

Eles tinham se encontrado no centro acadêmico e Max estava sentado no grande sofá, terminando de folhear algumas dezenas de páginas do caderno. Eram letras novas, que BJ tinha escrito nos últimos dias. Ele nunca se dedicara tanto a alguma coisa.

— Você conseguiu juntar muita coisa boa aqui — disse Max, quando terminou.

— Que bom que você gostou!

— Algumas ainda estão me lembrando letras de outras músicas, de outras bandas... Mas temos outras boas.

— Mas isso é bom, não é? — disse BJ, sorrindo. — É sinal de que estamos no mesmo nível dessas bandas.

Max fechou o caderno e jogou sobre a mesa, que geralmente era usada para jogar truco.

— Na verdade, não — disse Max, olhando sério para BJ. — A gente precisa fazer algo novo, BJ. Diferente. Se vamos copiar os outros, melhor não fazer. Se fizermos isso, seremos mais uma banda no meio de tantas outras, como você mesmo disse. A gente precisa ter algo que ninguém mais tenha, entende?

BJ não quis pegar o caderno que estava bem à sua frente. Daria a impressão de que Max estava lhe entregando um aviso de demissão, tirando-o da banda antes mesmo de começarem.

— Sim, mas calma! — disse BJ. — Eu só falei que estava no mesmo nível. Não que eu copiei ou que vamos copiar.

— Eu não quis dizer isso também. Mas sabe como eu vejo toda essa história de fazer música, ou arte em geral?

BJ apenas olhou para Max.

— O que eu penso é que nós temos de procurar subir o nível do que gostamos. Temos de pegar o que achamos legal e deixar ainda mais legal. Tentar ser melhores do que os nossos ídolos. Só assim, quem sabe, chegaremos a ser ídolos também. Ou ser nossos próprios ídolos, pelo menos.

Max fez uma pausa. BJ estava tentando entender.

— Ok, pode parecer pretensioso da minha parte, mas eu acho que tem de ser assim, ou não vale a pena — continuou Max. — Temos de pensar maior. Eu acredito que os grandes artistas, aqueles que inovam e fazem algo realmente diferente, que ninguém viu ou ouviu antes, são aqueles que gostavam muito do trabalho de outros artistas; se inspiraram, mas num determinado momento não aguentaram mais aquilo e quiseram fazer algo novo. Algo melhor.

BJ estava começando a assimilar o que Max queria dizer com tudo aquilo.

Max continuou.

— Eu sempre achei que chega um ponto em que os livros que uma pessoa lê não agradam mais tanto quanto antes, então essa pessoa decide escrever os livros que ela gostaria de ler, entende? O mesmo com os pintores. Eles veem os trabalhos dos outros pintores até chegar a um ponto em que querem pintar algo realmente diferente, que só eles conseguem enxergar. E na música é a mesma coisa. É claro que existem aqueles que só querem ser iguais aos seus ídolos, fazer no mesmo estilo para se sentirem como eles. Até conseguem fazer sucesso. Mas existem aqueles que decidem ser músicos para fazer algo melhor, porque já cansaram de ouvir as mesmas coisas. Para mim, os grandes artistas são aqueles que desistem de ser consumidores de arte e passam a produzir. Desistem de ler, ouvir e ver as mesmas coisas e passam a produzir coisas novas. Desistem do mesmo, do igual, e escolhem tentar o novo.

BJ começou a entender. Ele sempre quis ser famoso, igual aos seus ídolos, ter todo o sucesso que eles têm. Só não tinha visto por esse ângulo. Sempre se contentou em ser fã e seguir os passos dos artistas de que gostava, e nunca imaginou que poderia ser mais do que eles. Max tinha razão, só seriam melhores se tentassem ser mais.

— Entendi — disse BJ, pegando o caderno da mesa. — Pode deixar que eu vou escrever mais letras como essas. Vou desistir das coisas que eu ouço e leio. Vou escrever o que eu quero ouvir e até hoje ninguém escreveu.

— Esse é o espírito! — disse Max, tirando o caderno da mão de BJ. — Mas temos umas quatro ou cinco aí que já dá para trabalhar. Vou começar a compor as melodias hoje mesmo.

Max abriu o caderno e arrancou algumas páginas.

— Vou levar estas.

Os dois saíram e foram caminhando juntos pelas rampas do Dom Pedro II.

Em seguida, BJ parou.

Depois de um tempo, Max percebeu que estava caminhando sozinho e olhou para trás.

— O que foi? — perguntou para BJ.

— Eu acabei de pensar em um nome para a banda. Acho que tem tudo a ver com isso que você falou.

— Qual nome?

— Desistentes.

Max ficou olhando sério para BJ, depois abriu um sorriso.

— Gostei.

Capítulo 3

ENTERRADO

(2017)

TRANCADO NO APARTAMENTO, a única forma de BJ saber o que estava acontecendo no seu velório seria quando tivesse mais notícias de Gabriel, e isso só aconteceria mais tarde. Teria de esperar.

Ir para o quarto, arrumar suas coisas, seria uma opção, mas aquilo o estava deixando ainda pior, então tentou encontrar alguma coisa interessante nos CDs de Gabriel. Era impressionante como o gosto deles era diferente.

Depois de muito procurar, colocou uma coletânea do Beastie Boys para tocar enquanto fazia um sanduíche. Eles tinham marcado uma fase da sua vida, antes de entrar na faculdade. Naquela época, BJ apenas gostava da banda. Depois, passou a respeitar a consistência e a evolução deles, tanto como músicos quanto como pessoas. Acompanhou toda a mudança de Adam Yauch, que na adolescência foi um "porra-louca" e depois se tornou uma pessoa diferente. Ele influenciou a banda sem afetar os outros membros. Eles não tiveram que terminar a banda por causa disso. Yauch escrevia letras engajadas, com filosofia budista, e a banda aceitava. Continuaram sempre criando em conjunto.

Talvez ele e Max pudessem ter tido a mesma maturidade se Max não tivesse sido um babaca completo. Nem deu oportunidade de negociarem e chegarem a um meio-termo. Os Beastie Boys eram um exemplo de trabalho perfeito, sempre melhorando e se aperfeiçoando. O mesmo não podia ser dito dele e dos Desistentes. Era praticamente o oposto. Uma lição de como desintegrar uma banda e uma carreira em poucos anos, até chegar ao ponto em que morrer seria a melhor solução.

Adam Yauch morreu de verdade. BJ achava que ele não merecia ter ido assim tão cedo, mas era uma coisa do destino. Já no seu caso, BJ sabia que o destino não teve participação alguma. Foi uma questão de escolha. Ele escolheu deixar de ser o vocalista dos Desistentes. Escolheu deixar de ser cobrado por não ser mais tão criativo. Deixar de ser cobrado por não compor mais músicas de sucesso. Deixar de ser cobrado, cobrado, cobrado.

Essa é a grande vantagem de estar morto. Você não tem mais cobranças. As pessoas passam a ficar com pena de você e aceitam melhor o seu trabalho.

BJ sabia muito bem como era. Lembrava-se da morte de alguns ídolos do rock. As pessoas se esquecem das coisas ruins que fizeram e só se lembram da parte boa. E era exatamente isso que ele e Gabriel esperavam que acontecesse. Infelizmente não poderia ser uma morte lenta e emotiva, como a de Yauch, que lutou contra um câncer. Tinha de ser algo mais inesperado, para pegar todos de surpresa. Como Elvis fez.

Enquanto comia seu sanduíche, sentado na cama, BJ olhou para a capa do disco do Elvis, que agora ficava sempre apoiada na cômoda, encostada na persiana que nunca se abria.

— Como você planejou tudo? Seu empresário também sabia? Ele te ajudou? — BJ balançou a cabeça e deu risada, percebendo que estava conversando com uma capa de disco. — Queria que você pudesse me dar umas dicas.

BJ deitou na cama, imaginando como seria sua vida longe do Brasil.

— Você foi para o Havaí, mesmo? Conseguiu viajar sem ser notado? Seu empresário devia ser realmente muito bom. Só espero que Gabriel consiga fazer o mesmo.

BJ achava surpreendente a capacidade que Gabriel tinha de resolver tudo para ele, desde as coisas mais fáceis e viáveis, até as impossíveis e ilegais. Nem gostava de pensar que contatos Gabriel precisava ter para forjar a morte de uma pessoa e depois conseguir documentos falsos para que ela saísse do país. Ele devia conhecer umas pessoas bem estranhas, metidas em coisas realmente sinistras, mas BJ não precisava e nem queria saber dos detalhes, desde que Gabriel continuasse resolvendo as coisas. Não via a hora de chegar a Londres e curtir uma nova vida, vivendo dos direitos autorais, dos royalties, dos licenciamentos e tudo mais que Gabriel pudesse fazer virar dinheiro.

Gabriel já estava cuidando do lançamento de um box exclusivo, e ainda havia surgido a ideia de produzirem um documentário, que, segundo Gabriel, já estava em negociação. Além disso, durante uma reunião com os produtores e diretores, alguém deu a sugestão de escreverem um livro. Seria uma biografia não autorizada, para gerar polêmica e fazer tudo vender mais. Talvez rendesse até um contrato para um filme, que garantiria uma aposentadoria ainda mais tranquila.

BJ estava animado, mesmo não podendo se envolver diretamente. Agora, tinha que deixar tudo nas mãos de Gabriel. Sua fase na frente dos holofotes tinha acabado.

"Morte é uma transação solitária." BJ se lembrava de ter visto num sebo um livro com esse título. Não leu e nem se lembrava do autor, mas, na situação em que estava, a frase fazia todo o sentido. Seria um bom título para a sua biografia.

A solidão era a pior parte de todo o processo. Ainda mais naquele dia específico. Nada pior do que ser a grande estrela de um show em que você não pode aparecer porque está morto.

Gabriel ainda estava no velório e ligou mais algumas vezes para manter BJ informado. Tudo parecia estar correndo como o previsto: choradeira e homenagens, com suas músicas sendo tocadas pelos fãs. Mas BJ queria saber de outros detalhes. Não se importava com as músicas que os fãs estavam relembrando. Provavelmente eram as músicas do início da carreira, das quais ele nem gostava mais.

No fim do dia, após o enterro, Gabriel chegou. Apesar do cansaço, estava animado.

— Sucesso total! — disse ele, assim que entrou e fechou a porta.

— É o que geralmente se espera de um enterro — disse BJ. — Ter certeza de que o corpo vai ficar lá, coberto de terra, e não vai mais querer sair.

— Você entendeu o que eu quis dizer. E pode acreditar, BJ. Aquilo tudo foi lindo.

— As homenagens?

— Também. Mas eu estou falando da quantidade de jornalistas, de pessoas, de fãs. Todos querendo um depoimento, uma entrevista, uma foto. Foi incrível!

— Tudo conforme o planejado, então?

— Perfeito mesmo — disse Gabriel, abrindo a geladeira e analisando as opções. — Como está sua ressaca? Já está pronto para comemorar de novo?

— Eu tomo uma para começar.

Gabriel pegou duas cervejas e foi para o sofá.

— Eu devia ter ido — disse BJ.

— Você é louco? Se você aparecesse lá, tudo iria para o espaço. Seu negócio agora é ficar aqui e esperar. Esse é o jeito Elvis de lidar com sua própria morte. Vai por mim.

— É óbvio que eu não iria — disse BJ, pegando sua cerveja e batendo na garrafa de Gabriel. — Apesar de que dizem que o Elvis esteve no seu próprio velório. Ou enterro, sei lá. Tem uma foto em que aparece um vulto e dizem que era ele. Então, se o Elvis foi no dele, eu poderia ter dado um jeito de ir no meu. Para dar sorte.

Os dois riram da ideia.

— Você não precisa de sorte, BJ. Você só precisa de mim. E pode saber que eu cuidei de tudo pra você. Em breve você vai estar com os seus documentos. Vou conseguir um passaporte português. Ou seja, você vai virar cidadão europeu. Melhor, impossível.

— Porra, Gabriel! Como você consegue essas coisas?

— Sou o seu empresário, não sou? Confie em mim que dá tudo certo. Já te falei isso antes, mas parece que você não acredita.

— Claro que acredito. E confio. Você é um gênio, Gabriel!

— Ainda bem que você reconhece. Porque você sabe que uma parte do dinheiro que você vai ganhar com a sua morte vai direto para a minha conta, não sabe? Esse é o preço de ter um gênio cuidando da sua vida.

Gabriel bateu sua garrafa na de BJ, forçando mais um brinde.

Os dois tomaram suas cervejas em grandes goles.

— E alguma novidade, além do meu caixão ter sido colocado embaixo da terra?

— Por enquanto eu fiz alguns contatos interessantes. Falei com a Cibelle. Ela ficou lá praticamente o dia inteiro.

— Ela é a melhor fã, mesmo. Como ela está?

— Estava triste no início, claro, mas logo se animou. Eu dei uma sugestão e ela gostou muito, e já cuidou de tudo com a ajuda de outras amigas do fã-clube.

— Qual?

— Que elas fizessem uma demonstração de amor a você, uma vigília, amanhã, colocando velas e flores na frente do Madame Min.

BJ não comentou nada. Fechou a cara e foi pegar cerveja.

— Eu entendo que você não queira associar nada disso à época do Max na banda, mas eu não tinha outra opção. Aquele é o melhor lugar para uma homenagem, você sabe disso.

BJ também sempre gostou de tocar no Madame Min, mas o lugar ficou muito associado à fase inicial da banda.

— É. Tenho de concordar.

— E tem outra coisa. O Max não está mais na banda desde 2009. Ou seja, faz oito anos que o nome Desistentes está ligado apenas a você. As pessoas não vão associar nada com ele, pode apostar. Sem falar que a morte é sua, não dele.

— Para mim ele morreu em 2009.

— Então eu proponho um brinde a essa outra morte e que esqueçamos desse detalhe. O bom é que eu já falei com os jornalistas que estavam lá e eles vão cobrir também essa homenagem de amanhã. Precisamos estar sempre na mídia. As pessoas têm que ficar de luto por um bom tempo e sentir sua falta. Chorar a perda dessa celebridade tão famosa.

BJ voltou a sorrir um pouco, e logo em seguida fez a pergunta que estava querendo fazer desde que Gabriel chegou.

— E ela? Ficou muito tempo mais? Você falou com ela depois?

— Quem? — Gabriel fingiu não saber de quem BJ estava falando. — Ah, você está falando da Lady Madonna?

BJ olhou com cara de que ele estava fazendo uma pergunta idiota.

— Eu apenas me despedi dela. Ela falou comigo logo que cheguei, mas nada além do que ela comentou no rádio, que você deve ter ouvido. Ela nunca foi muito com a minha cara, não sei por quê.

BJ sabia. Apesar de conhecê-la pouco, sabia bem o que ela pensava da relação de Gabriel com a banda. Tudo, claro, por causa da influência de Max. BJ não entendia como ela ficou tão amiga de Max.

Para Max, Gabriel foi o grande responsável pela saída dele, e devia ainda achar que Gabriel foi quem pediu para estragarem as músicas. Para Max, tudo girava em torno dele.

— Mais tarde podemos ouvir o programa, para ver o que ela vai falar desta vez — disse Gabriel.

BJ levantou sua cerveja em mais um brinde e tomou aos poucos, pensando em Lady Madonna e em Max, mas sem querer falar mais nada sobre o assunto. Gabriel não tinha vivido partes importantes da sua história. Nem com Max, no início da banda, e muito menos com Lady Madonna, no final.

◆

A voz do locutor já tinha virado apenas um ruído quase imperceptível na sala. Mesmo assim, BJ conseguiu distinguir quando ele anunciou o que estavam aguardando.

— ...e fiquem agora com o programa Backstage, com Lady Madonna!...

BJ aumentou o volume com o controle remoto.

— Vamos saber o que ela vai falar sobre a minha morte.

— Você sabe que não vai ser coisa boa, não sabe? Todas as vezes que ela falou de você, foi pra te detonar. Toda vez que mencionou os Desistentes foi para falar mal de você, mesmo que a notícia da banda fosse boa. Ela te odeia, BJ.

BJ não acreditava nisso. Ou, pelo menos, não queria acreditar. Gabriel não sabia o que tinha acontecido entre eles. Só tinha presenciado um momento ruim, em que ela estava apenas fazendo o papel dela.

— Mas agora eu morri — disse BJ. — Não me importo mais com o que ela fala. E ela deve pegar mais leve comigo desta vez, não acha? Acabei de ser enterrado.

BJ estava tentando encarar as coisas de forma diferente. Agora nada faria diferença na vida dele, e esse era um sentimento bom. Ele deveria ter vivido assim sempre. Ter tomado suas decisões sabendo que o que importava era a sua própria vida, seus sentimentos, suas conquistas, as pessoas de que ele gostava. Quando você ainda acha que seu futuro é incerto, fica sonhando com desfechos incríveis, possibilidades surpreendentes. Porém, quando sabe que nada mais vai fazer diferença, você simplesmente relaxa e vive. O problema é que BJ entendeu isso tarde demais. Se soubesse que tudo acabaria assim, agiria de outra forma em diversos momentos. Tem coisas na vida que só aprendemos depois da morte. O que restava era saber o que os outros pensavam dele morto.

O programa de Lady Madonna durava apenas quinze minutos e tinha uma grande audiência. Eram críticas às celebridades e ao que elas faziam de pior. O foco era a vida profissional, mas muitas vezes tratava das besteiras que os artistas faziam em suas vidas pessoais. Lady Madonna se considerava a porta-voz das pessoas que achavam que astros da música deveriam dar o exemplo, terem mais respeito pelos fãs e mais responsabilidade e consideração com os que trabalham para eles. Ela falava o que ninguém tinha coragem de falar. E ao vivo, em rede nacional.

— Eu sou Lady Madonna e está começando mais um Backstage, sempre trazendo para vocês o que há de mais feio e deprimente por trás da música nacional e internacional. Hoje temos um assunto muito especial. Meio triste e bizarro, também. Eu estive no velório do BJ, vocalista da banda Desistentes, que faleceu esta semana em um acidente de carro. BJ estava sozinho quando perdeu o controle da direção e caiu de um viaduto. Um fim triste, mas também irônico de uma carreira que já estava em decadência há muito tempo.

Gabriel olhou para BJ e fez uma careta, querendo dizer "eu te avisei". BJ fingiu que não percebeu e tentou mostrar que não se importou com a piadinha de mau gosto. Lady Madonna adorava fazer esse tipo de comentário, que acabava repercutindo bastante, especialmente nas redes sociais. Era isso que a tinha deixado famosa.

BJ e Gabriel continuaram ouvindo.

— Foi muito interessante ver os fãs que compareceram ao velório. A maioria já perto dos trinta, o que comprova mais uma vez o que eu sempre disse sobre os Desistentes: os fãs de verdade são aqueles que curtiram a fase inicial, com Max. Essa é a mais pura verdade. Os últimos lançamentos e os shows mais recentes atraíram cada vez menos público. E os hits, se é que dá pra afirmar que houve algum no último disco, ficaram poucos dias entre as músicas mais tocadas. E, mesmo assim, com certeza, foi graças a muito jabá que a gravadora pagou às rádios. Nesse caso, deve ter sido um jabá bem grande, porque nenhuma música merecia ser tocada mais de uma vez, e muito menos estar nas paradas. A verdade é que ninguém mais estava curtindo o trabalho que BJ vinha fazendo. Esse acidente só deu um triste fim para uma carreira que já estava bem triste.

— Agora, em homenagem a BJ, vamos ouvir uma das músicas deles de que eu mais gosto. Uma música do primeiro disco. Vamos ouvir "Alguém Feliz", dos Desistentes, e já voltamos.

O programa tinha sempre o mesmo formato. Começava com um assunto, tocava uma música que tinha relação com o artista comentado, depois voltava com outro tema e outra música para encerrar. Desta vez os dois blocos seriam sobre BJ, o que pelo menos o deixou um pouco mais feliz, afinal, isso mostrava que ela estava dando importância à sua morte. Talvez Lady Madonna ainda sentisse alguma coisa por ele.

BJ se levantou e foi pegar mais cerveja. Ele também gostava da música que estava tocando, mas era estranho ouvir sua voz cantando aquela letra. A gravação era antiga, feita de forma quase caseira para o primeiro CD. Como tudo que tinha alguma relação com Max, BJ também tinha tentado esquecer aquela música. Nunca mais tinha ouvido. Na verdade, nunca mais tinha sequer colocado o primeiro CD para tocar. Agora, ouvindo novamente, era estranho. Parecia outra pessoa cantando, como alguém que você conheceu bem mas não vê há muito tempo. Sentia como se tivesse voltado no tempo. Conseguia lembrar-se exatamente do dia em que escreveu aquela letra. Lembrava do dia em que a gravaram. A música falava de encontrar alguém especial e ter uma sintonia perfeita. Era estranho pensar que ele tinha esse tipo de afinidade com Max. Que tinham sido melhores amigos.

— Quer desligar? — perguntou Gabriel.

— Não. Eu estou gostando.

Gabriel sabia que BJ estava mentindo, mas ficou quieto.

♦

Alguém Feliz
(Max — BJ)

Um dia as coisas não parecem legais
Pessoas passam sem te ver, sem te notar
São rostos que não te olham mais
Como pareciam olhar em outro lugar

Mas em um momento especial
Tudo parece juntar-se diferente
Não existe mais o bem e nem o mal
Não é o que se vê, mas o que se sente

Você encontra alguém que te faz bem
Alguém capaz de mudar tudo
Você encontra alguém que te faz bem
Alguém feliz que te faz feliz
(Repete 2x)

O planeta para de girar para muitos
Somos loucos de tentar mudar tudo
Dois fracos ficam fortes quando querem
E quando sabem que são melhores juntos

O passado deixou de ser o que quis
Para mim o presente é você viver
E o futuro ainda vem sem medo
Sem segredo para fazer alguém feliz

Você encontra alguém que te faz bem
Alguém capaz de mudar tudo
Você encontra alguém que te faz bem
Alguém feliz que te faz feliz
(Repete 4x)
Alguém feliz que te faz feliz
(Repete 8x)

♦

Depois do intervalo comercial, o programa voltou. Lady Madonna continuou:

— Para mim, a grande falta no velório de BJ foi Max. Max era o grande compositor do grupo. Graças a ele é que os Desistentes fizeram sucesso e colocaram Curitiba no cenário do rock nacional, tornando-a a capital da música alternativa. Esse grande reconhecimento aconteceu por causa do talento de Max e aquele golpe de sorte no primeiro grande show, é claro. Na verdade, quem se lembra desse episódio sabe muito bem que foi uma tremenda sacanagem com a banda Vulto, mas não vem ao caso agora. Todo mundo está careca de saber que o sucesso de BJ é fruto de uma sacanagem atrás da outra.

BJ percebeu que ela tinha mesmo ficado amiga de Max e tomou as dores dele.

— A questão é que Max foi o grande responsável pela carreira de BJ. Ontem eu falei com ele e perguntei se ele sentia que não tinha mais nenhuma relação com BJ. Max disse que não era bem isso. Ele afirmou que gostaria de prestar uma homenagem a BJ, mas não de enfrentar os fãs e os jornalistas. Mais uma vez ele provou que é uma pessoa que está acima dessa palhaçada toda. Max entende muito bem tudo o que aconteceu na época da sua saída da banda, e mesmo assim ainda tem consideração por BJ e pelos fãs. Ele me mandou depois um e-mail com a seguinte mensagem, que pediu que eu lesse para os fãs:

"Lembrem-se sempre do BJ que começou tudo isso. Aquele era o verdadeiro, o BJ que era capaz de escrever letras incríveis e fazer você se apaixonar por elas. É assim que eu vou me lembrar dele."

— Vai lembrar, sim — disse Gabriel, não aguentando ouvir aquilo calado. — Tinha tanta consideração que abandonou a banda, não é?

BJ sentiu vontade de responder, mas queria continuar ouvindo o programa. Apesar de não concordar com a atitude de Max na época, a gravadora também não tinha sido legal com eles. Mas aparentemente Gabriel preferia esquecer o que tinha realmente acontecido.

Lady Madonna continuava falando.

— Mais uma carreira musical que foi encerrada cedo. E, do jeito que estava indo, provavelmente se encerraria de qualquer jeito. Todos os verdadeiros fãs sabem que os Desistentes já não eram mais a mesma coisa, principalmente no último álbum. E eu posso afirmar: eu era fã da banda desde o começo e garanto que esse último disco não tem nada a ver com a banda Desistentes do início. Cada vez mais acredito que o fim da banda já estava certo. Só não teríamos, é claro, um evento trágico como esse para fazer um programa especial a respeito, mas com certeza estaríamos aqui falando a grande verdade: os Desistentes demoraram muito para desistir.

Gabriel balançou a cabeça. Não achava certo ficarem ouvindo aquelas coisas, mas BJ fazia questão.

— E, por falar em programa especial, como eu disse no começo, tenho uma notícia não muito agradável. Vou ter que reduzir o ritmo. Já estava ficando complicado manter a grande frequência de programas, e agora estarei em outro projeto que vai tomar muito tempo. Então, comunico que este é o último programa neste formato. Poderemos voltar a qualquer momento com algum Backstage especial, quando algo de muito bizarro acontecer no mundo da música, como foi o caso de hoje, mas preciso focar no meu projeto pessoal. Fiquem agora com a música "Nossos Homens", que é uma música que não tocou muito quando o primeiro disco foi lançado, mas para mim é o melhor exemplo do que fez os Desistentes alcançarem o sucesso. Uma letra forte, cheia de significados, combinada com uma música e um arranjo primorosos, envolventes. Um beijo grande para vocês.

— O que será que ela está aprontando? — disse Gabriel, pegando o controle para abaixar o volume.

— Não sei.

BJ achava que o tal projeto pessoal era o livro que ela disse que um dia escreveria. Só não quis comentar com Gabriel. Sentia que aquilo era um assunto apenas deles e não queria estragar essa conexão, por mais frágil e superficial que fosse.

BJ continuou a beber em silêncio, apenas ouvindo a música. O programa tinha trazido várias lembranças do passado e ele estava gostando de entretê-las em sua memória.

♦

Nossos Homens
(Max — BJ)

O homem em cima da torre
Disse para todos esperarem
Uma pista de que tudo ficaria bem
Para então seguirem e chegarem além

O homem que fica sobre o altar
Falou para respeitar os outros
Sem se importar com todo o mal
Não por fé, mas por um motivo racional

O homem que é a voz no rádio
Contou que todos somos culpados
De uma sociedade que é doente
Transmitindo o ódio de quem mente

O homem que comanda a guerra
Mandou matarmos em seu nome
Como se não houvesse razão
Para acreditarmos em outra solução.

O homem que acabamos de matar
Ficou parado durante toda a luta
Porque sabia de nossas intenções
Agora não há mais homem em nossos corações.

♦

Texto extraído do site "Nação Desistente":

História por trás da música "Algo Novo"
Por Cibelle Pereira

Algo Novo
(Max — BJ)

Pessoas não sabem o que é enfrentar
Um dia após o outro sem saber viver
Quando o melhor que você pode ver
É seu futuro chegar e virar passado

Tem horas que dá vontade de desistir
Mas isso não é uma grande opção
Quando se está cansado de ouvir não
Então você decide deixar tudo de lado

Nunca desista de tentar
Desista do que é comum
Nunca desista de lutar
Desista de ser nenhum
Nunca desista de cantar
Desista de ser
Desista de ser
Desista de ser
Apenas mais um

Muitos não vão nem se importar
Com as coisas que você acha especial
Nem entendem bem o significado real
De não se inspirar, mas ser inspiração

A verdade é que poucos vão entender
Quando algo novo chegar ao ouvido
Para muitos será apenas um ruído
Mas muitos outros também cantarão

Nunca desista de tentar
Desista do que é comum
Nunca desista de lutar
Desista de ser nenhum
Nunca desista de cantar
Desista de ser
Desista de ser
Desista de ser
Apenas mais um

Como todos sabem bem, a música "Algo Novo" está no primeiro disco dos Desistentes. Ela ficou conhecida como a música que explica o nome da banda (algumas pessoas até a chamam de "Desista" nos shows).

Porém, existe uma certa confusão nesse sentido, e ela gerou até uma controvérsia sobre os Desistentes. Por essa razão, escolhi essa letra para começar essa nova série de posts aqui no site, chamada "Histórias por Trás da Música".

Nesses posts eu vou comentar algumas das letras das músicas, combinando com um pouco da história da banda. Todos sabem o grande letrista que BJ foi, e essa é a minha forma de homenageá-lo depois da sua morte. Quem é fã de verdade e acompanhou a banda sabe que as letras de BJ são cheias de significados que permitem interpretações diferentes e quase sempre têm uma relação com momentos específicos que ele estava vivendo.

Como tive a oportunidade de ter um contato mais direto com BJ e o resto da banda, quero dividir com vocês os reais significados e curiosidades da criação das letras. Com isso, pretendo também relembrar a história de BJ, que foi um grande ídolo para todos nós.

Já vi publicado por aí que a música "Algo Novo" foi a primeira música composta por Max e BJ, e por causa dela é que eles escolheram o nome da banda. Mas isso não é verdade. As músicas do primeiro disco foram compostas na mesma época, e, apesar de terem algumas músicas prontas antes de definirem o nome da banda, essa letra foi escrita depois da escolha do nome. Segundo eu ouvi o próprio BJ comentar, ele escreveu essa letra como um manifesto para marcar o posicionamento da banda, para os fãs saberem como eles raciocinavam em termos de criação musical.

Outro detalhe curioso é que muitos pensam que quem escolheu o nome Desistentes foi Max. Segundo essas pessoas, completamente desinformadas, Max já tinha esse nome escolhido muito antes de conhecer BJ e formarem a banda. Primeiro de tudo, eu nunca acreditei nisso porque BJ contou uma vez, em uma entrevista junto com Max, que os dois tinham decidido o nome juntos depois de uma longa conversa, em uma noite que saíram para beber em um boteco perto da reitoria. E Max não desmentiu. Em segundo lugar, Max não desistiu da faculdade, e sim BJ. Na minha opinião, BJ deu o nome da banda sozinho, só que não podia admitir no começo, porque combinou com Max que fariam tudo juntos.

Mas, voltando ao conteúdo da letra, o importante é notar que diz exatamente o que significa ser um Desistente. E tem uma mensagem forte: nunca desistir do seu sonho de ter uma banda e fazer músicas boas para seus fãs. E isso BJ sempre deixou muito claro. Desde muito cedo ele sabia que teria uma banda e nunca desistiu de fazer isso acontecer. Eles "desistiram", sim, de serem uma banda comum desde o início, e essa decisão definiu a sua identidade. Esses dois pensamentos ficam bem claros no refrão.

Alguns versos, para mim, são os mais marcantes. Já indicavam, naquele momento inicial da banda, o que o som dos Desistentes significaria para nós:

Muitos não vão nem se importar
Com as coisas que você acha especial
Nem entendem bem o significado real
De não se inspirar mas ser inspiração

A verdade é que poucos vão entender
Quando algo novo chegar ao ouvido
Para muitos será apenas um ruído
Mas muitos outros também cantarão

Essas duas estrofes mostram que eles não queriam agradar a todo mundo. Eles sabiam que estavam dispostos a fazer algo novo e que muitas pessoas não estariam preparadas para esse tipo de som.

O sonho de BJ sempre foi cantar e ser o líder de uma banda. E ele se dedicou a isso. Alguns amigos afirmam que ele enchia vários cadernos com letras de músicas. O que poucos sabem é que BJ era um grande estudioso também. Lia as letras das bandas de que gostava e analisava cada rima, cada métrica. Quando ele encontrou Max, que também era estudioso e um multi- instrumentista autodidata, conseguiu colocar todo o seu talento para fora e alcançar o seu melhor.

Certa vez, BJ comentou que recusou muitas músicas compostas por Max simplesmente porque não eram diferentes o suficiente. Chegamos à conclusão de que BJ e Max fizeram muitas músicas, para poderem escolher apenas as próximas da perfeição.

Os Desistentes fizeram algo realmente novo, e não foi por acaso. BJ buscou em cada palavra, em cada rima, em cada estrofe, algo realmente novo, desistindo dos padrões. Essa letra reflete justamente essa determinação no momento em que compunha essas canções para nós.

Capítulo 4

PRIMEIROS PASSOS

(2007)

BJ ESTAVA CAMINHANDO até a faculdade. O fone na orelha repetia incessantemente as doze músicas que ele e Max tinham terminado. Nos últimos três meses, eles se tinham dedicado totalmente a essas músicas. Max tinha gravado todos os instrumentos sozinho, e depois colocado a voz de BJ.

O resultado era tão impressionante que fazia BJ se arrepiar toda vez que uma música começava. BJ se lembrou de quando ouviu pela primeira vez as suas bandas favoritas. A sensação era a mesma. Um misto de euforia e descrença, sendo incapaz de imaginar que alguém havia conseguido criar algo tão bom e surpreendente. Era como ouvir algo mágico, que surgiu espontaneamente, e não de várias horas de trabalho. O mais incrível era estar sentindo isso com as suas próprias músicas, da sua própria banda. Max tinha razão. Quando nos concentramos em fazer algo que nós mesmos queiramos ouvir, há uma grande chance de sair um trabalho autêntico. Aquilo era tudo o que BJ sonhou, exatamente como eles queriam. Fruto de uma exigência mútua.

Depois que decidiram montar a banda, BJ e Max seguiram uma rotina bem rígida para a criação das primeiras músicas. BJ escreveu algumas dezenas de letras novas, sempre mostrando para Max, que fazia sua crítica e devolvia para BJ retrabalhar. Max compunha melodias e levava para a faculdade em formato digital para mostrar a BJ, que também fazia suas considerações. Dessa forma, iam decidindo juntos e aprimorando sempre, até conseguirem compor as músicas que os dois concordavam serem as melhores possíveis.

Quando precisavam decidir qualquer coisa, Max fazia sempre duas perguntas: "Se ouvíssemos essa música, acharíamos totalmente diferente de tudo o que já ouvimos?" e "Essa música é realmente boa?"

Não adiantava ser apenas diferente e não adiantava ser apenas boa. Se a resposta não fosse "sim" para as duas perguntas, eles alteravam até chegar ao que precisavam. Ou descartavam.

Seguindo esse padrão, os dois criaram as doze primeiras músicas dos Desistentes. Eram composições surpreendentes de Max, com letras brilhantes de BJ, uma combinação que faria qualquer um que ouvisse ficar empolgado. Mas, por enquanto, os únicos que tinham ouvido as faixas eram eles mesmos. Isso também fazia parte do plano de Max: esperar até ter tudo pronto e bem ensaiado. BJ respeitava, mesmo não vendo a hora de fazer shows e mostrar o CD para as pessoas. Mas agora, com as músicas prontas, BJ sabia que esses seriam os próximos passos, e ficou ainda mais empolgado.

No dia anterior, Max tinha entregado o mp3 player com as versões finais para BJ, e desde então o fone de ouvido tinha saído poucas vezes das suas orelhas. BJ ouviu as músicas praticamente a noite toda e chegou a dormir com elas tocando em *loop*. Ouviu no ônibus para a faculdade e no trecho a pé, até o pátio da reitoria, onde Max estava esperando.

— Cara, fizemos as melhores músicas do planeta! Eu não consigo acreditar! — Por mais que quisesse se controlar, BJ não conseguiu manter sua voz num tom normal.

Max olhou para os lados para ver se alguém tinha ouvido e fez sinal para BJ se sentar e falar mais baixo. Muitas vezes BJ achava que toda a preocupação de Max estava relacionada à insegurança de estar criando algo novo. Considerava exagero todo esse cuidado.

BJ tirou os fones do ouvido e então percebeu que estava falando mais alto do que o necessário.

— Desculpa, mas é muito bom isso aqui.

— Que bom que gostou.

— Gostar? Cara, simplesmente esse é o melhor CD dos últimos tempos. Precisamos fazer um show logo. Ou podemos mandar já para uma rádio. Ou quem sabe fazer uma festa de lançamento, com carro de som aqui mesmo no pátio.

BJ sentia que aquilo era muito bom para ficar só entre ele e Max.

— Um trio elétrico dos Desistentes? É isso que você está propondo? O trio elétrico dos Desistentes? — brincou Max, dando uma gargalhada.

BJ também riu, mas no fundo ele esperava que sua proposta fosse levada um pouco a sério. Dessa vez ele tinha músicas de verdade, e não apenas adesivos com o nome de uma banda inexistente. Estavam prontos. Apesar de ter aceitado seguir o plano de Max, às vezes BJ se sentia preso. Os dois deveriam ter importância igual na banda, porém BJ sabia que o trabalho de Max exigia um conhecimento técnico que ele não conseguiria encontrar tão facilmente em outra pessoa. Já tinha tentado nos dois anos de faculdade e não encontrou ninguém com quem montar uma banda com essa qualidade.

— Não — disse BJ. — É claro que eu estou exagerando, mas se essa galera aqui ouvisse essas músicas, iriam virar nossos fãs na hora. Tenho certeza de que vão adorar.

— Quantas pessoas você acha que tem aqui? — perguntou Max. — Umas duzentas, no máximo?

— Por aí.

— Dessas, quantas curtem som alternativo?

— Metade?

— Talvez — disse Max. — Mas a gente precisa atingir um público maior e que goste realmente desse tipo de som.

— Mas seria o começo — disse BJ. — Uma pessoa mostra para a outra e a coisa vai crescendo.

— Até concordo, mas a gente precisa fazer isso da forma certa — disse Max.

BJ preferiu concordar. De certa forma, sentia no fundo que Max era mesmo o cara que entendia dessas coisas.

— Tudo bem — disse BJ. — Então, qual será o plano?

— O primeiro passo nós já demos: temos as músicas certas — disse Max. — Agora precisamos montar a banda certa, ensaiar muito e conseguir alguns shows.

— Eu tenho vários contatos de caras legais que tocam. Todos aqui da faculdade.

— Não precisam ser legais e nem daqui da faculdade — disse Max. — Precisam ser bons e ter a ver com o nosso som.

BJ ficou um pouco sem graça com a resposta de Max.

— Eu sei, mas tenho uns conhecidos. E acho que eles têm a ver com a gente.

— Acho que até seria melhor se não fossem da faculdade — disse Max. — Para não ficarmos carimbados como uma banda de universitários, que costumam durar um semestre.

BJ ficou em silêncio. Desviou o olhar. Max percebeu.

— O que foi?

BJ olhou para Max, sem muita coragem de responder.

— Fala — insistiu Max.

— É que acho que já temos um baixista.

— Como assim, acha que já temos um baixista?

— O baixista que estava comigo, montando a Monstroz. Ele é meu amigo. Tocou comigo na outra banda, e eu meio que prometi para ele o lugar.

Max ficou irritado, mas a princípio ficou quieto. BJ continuou tentando justificar a escolha.

— A gente vai precisar mesmo de baixista, não vai? E ele é bom. Você vai ver. O Renato é o melhor que eu conheço.

— Mas é o melhor para a banda?

— Acho que sim.

— Você acha? A questão é que a banda é nossa, BJ. Estamos nisso juntos, esqueceu? Como você pode decidir as coisas assim, sem mim? E o pior, você falou sobre a banda antes do tempo, e eu tinha pedido para você não fazer isso.

BJ tinha concordado com todas as considerações de Max, mas agora sentia que deveria ter deixado mais clara sua opinião. As ideias de Max para o lançamento da banda eram boas, mas BJ sentia que estava perdendo o controle. Ficou parecendo que ele tinha passado por cima de Max na decisão sobre o baixista, mas quantas vezes as decisões de Max lhe incomodaram e ele aceitou? Max poderia ser um pouco mais flexível.

— Eu sei — disse BJ. — Mas eu estava com o Renato um dia, tomando uma cerveja. Começamos a conversar e eu falei sobre a gente, sobre as nossas músicas. Acabei convidando. Foi mal.

— Você falou sobre as músicas?

BJ percebeu que fez uma besteira ainda maior, dando motivos reais para Max ficar bravo.

— Só comentei um pouco, sobre minhas letras novas. Ele sempre viu as coisas que eu escrevia, mas eu não mostrei as músicas gravadas.

BJ tinha consciência de que esse era seu ponto fraco. Tinha sempre essa necessidade de mostrar seu trabalho para ouvir os comentários dos outros.

Max levantou e colocou a mochila nas costas.

— BJ, se você quer mesmo que a gente dê certo, precisa aprender a ficar quieto. Precisa saber que cada coisa tem seu tempo e que falar vem depois de fazer. Primeiro fazemos as coisas, para depois sermos reconhecidos por elas. É assim que funciona. Não existe mágica.

BJ ficou em silêncio.

Max estendeu a mão.

— Me dê o aparelho.

BJ entregou o mp3 player para Max.

— Não quero correr o risco de você colocar isso no sistema de som da universidade — disse Max. — Mas podemos fazer um teste com esse seu amigo. Como é mesmo o nome dele?

— Renato.

— Só espero que esse Renato seja realmente bom para a banda e para nós.

— Ele é. Você vai ver.

BJ confiava que conseguiria resolver a situação. Renato realmente tocava muito bem, apesar de causar problemas, às vezes.

Max foi para a aula e deixou BJ no pátio.

♦

— Você disse que o Max era um cara legal, mas acho que ele não vai muito com a minha cara — disse Renato, depois de tomar o primeiro gole de cerveja.

BJ olhou para Renato e a princípio não disse nada, para não ter que concordar. Ele não queria estragar a relação que estava apenas começando entre o seu velho amigo e seu mais novo melhor amigo.

Max não tinha gostado nem um pouco de ter sido praticamente forçado a aceitar Renato na banda. Também não tinha gostado do jeito de Renato, mas foi obrigado a concordar que ele era um grande baixista.

BJ tinha certeza de que era uma questão de tempo para os dois se acertarem. Precisava apenas controlar os impulsos de Renato e conseguir que Max se concentrasse no lado positivo dele.

— É o jeito dele — disse BJ. — Ele é um cara mais na dele. Demora um tempo para interagir, e acabou de te conhecer. Dá um tempo para as coisas irem se acertando.

— Não acabamos de nos conhecer, cara. Hoje foi o nosso quinto ensaio, e veja como ele trata o Jonas, que ele conheceu ao mesmo tempo.

Isso também era verdade. Era visível a diferença de tratamento que Max dava ao baterista que eles convidaram para a banda. E era óbvio que tudo isso estava acontecendo pela forma como as decisões foram tomadas. Por mais que Renato fosse um dos melhores baixistas que BJ conhecia, ele não foi escolhido por isso. Jonas foi o quinto baterista que eles testaram, e ele realmente impressionou pela qualidade técnica e os anos de estudo. Max ficou tão empolgado com a seleção, que tinha comparado esse momento com a escolha de Topper Headon para a formação do The Clash. Comentou com BJ que no processo de escolha tinha descartado bateristas muito bons para chegar a um excelente. Mesmo sabendo da qualidade de Renato, Max achava que eles tinham perdido a chance de ver outras possibilidades.

— Dê apenas mais um tempinho para as coisas se ajeitarem. Tenho certeza de que aos poucos a gente vai se entrosando e tudo se acerta naturalmente.

— Ele não sai com a gente e parece que nem está a fim de tocar.

— Isso é uma coisa que definimos antes de começar. Vamos marcar shows quando tivermos tudo muito bem ensaiado — disse BJ, replicando o ponto de vista de Max, para contemporizar.

— Nós já ensaiamos muito. Precisamos agora é curtir. Se já era divertido quando a gente tocava aqueles covers ruins naquelas festas do bairro, imagina fazer um show com nossas músicas!

BJ pensou em corrigir Renato, já que as músicas não eram "nossas", e sim dele e de Max, mas desistiu. Isso tinha ficado bem claro para Jonas, quando foi convidado, e esse era mais um dos problemas de Max em aceitar Renato. Nas poucas vezes em que saíram e conversaram, Max já tinha percebido que Renato adorava receber o crédito pelo trabalho alheio. BJ era obrigado a reconhecer esse defeito, que ele já conhecia. Nos shows que eles faziam em festinhas do bairro, todo mundo se esforçava para conseguir organizar tudo e fazer dar certo, mas Renato ficava a maior parte do tempo apenas bebendo e aproveitando a festa. Algumas vezes tinham que abaixar o volume do baixo porque ele estava muito bêbado para acertar as notas. Se isso acontecesse com os Desistentes, Max não iria mais aceitá-lo na banda.

Por mais que BJ já tivesse percebido que havia tomado a decisão errada, por impulso estava tentando fazer o possível para dar certo. Queria fazer logo os primeiros shows, mas estava odiando ter que ficar de babá de Renato todo o tempo.

— A gente vai começar logo, Renato. Só peço que você não faça nenhuma besteira até lá. E, quando começarmos, controle-se, e se dedique até o show acabar. Depois você pode fazer o que quiser.

— Deixa comigo — disse Renato, virando seu copo de cerveja e chamando o garçom.

Essa resposta, BJ já tinha ouvido antes, em outras situações, e sabia que não podia confiar nela. O amigo era complicado, mas já tinha feito a sua parte, avisando do risco de ele sair da banda. Agora, se Renato causasse algum problema, seria uma decisão de Max.

♦

BJ estava fumando no quintal quando começou a ouvir a guitarra de Max emitindo acordes estranhos, mas Max não estava na garagem. Ele tinha saído para buscar cordas novas na casa de um conhecido. Além do som da guitarra, alguém cantava. Deu mais uma tragada rápida enquanto tentava identificar a voz. No fundo, ele já sabia. Só uma pessoa se achava no direito de fazer esse tipo de coisa. BJ apagou o cigarro e foi até a janela. Eles ensaiavam na garagem da casa de Max e, nas pausas, saíam pela janela grande que dava para o quintal para fumar ou tomar cerveja.

BJ viu que Renato imitava Max, tocando a guitarra e cantando uma letra improvisada.

— Eu tenho uma banda, mas ninguém pode saber, porque eu tenho medo de subir no palco e descobrirem que o que eu faço não presta... — cantava Renato, totalmente desafinado e forçando uma voz idiota. — Vamos lá, Jonas. Quebra tudo nessa bateria! — disse, agindo como se estivesse num show.

Jonas estava sentado na banqueta da bateria, encostado na parede, e parecia se divertir um pouco com a cena que Renato estava fazendo, mas não participava daquele espetáculo ridículo.

BJ pulou para dentro da garagem ao mesmo tempo que olhou por cima dos ombros para ver se Max não estava voltando.

— Para com isso, cara! Larga essa guitarra! Max não gosta que peguem as coisas dele.

— Grande novidade! Esse cara não gosta de nada, BJ.

Renato estava bêbado. Eles sempre traziam cerveja para os ensaios, mas, naquele dia, Renato já tinha bebido antes de chegar.

— Ele não gosta de mim. Ele não gosta das músicas. Ele não gosta da nossa banda.

A palavra "nossa" irritou BJ, mas ficou indignado mesmo com a acusação de que Max não gostava das músicas e nem da banda. BJ tinha certeza de que Max adorava o que estava fazendo. O que ele não gostava era de ter Renato na banda. Essa era a verdade.

— Estamos seguindo um plano, Renato, só que você não consegue entender.

— Meu plano é fazer um show agora.

E começou a bater novamente nas cordas da guitarra, com ainda mais violência. Voltou a cantar:

— Eu tenho uma banda, mas fodam-se os shows, porque eu tenho medo de palco, que descubram que o que eu faço é uma grande bosta...

E, como se tudo tivesse sido cronometrado pelo destino, que adora brincar com as pessoas, Max apareceu na janela exatamente naquele momento. Jonas jogou uma baqueta nas costas de Renato, mas ele não percebeu. Só depois de alguns segundos é que Renato viu Max e parou. O último acorde ficou ecoando na garagem.

Max pulou a janela devagar.

Renato tirou a guitarra do seu ombro e colocou no case que estava ao lado da bateria. Pegou o maço de cigarros e saiu pela janela.

Mesmo Jonas não tendo participado, preferiu também sair até as coisas serem resolvidas.

Max largou sobre a bancada o encordoamento que tinha ido buscar e sentou na poltrona, na frente do computador. A garagem também era o seu estúdio. Além do computador, havia equipamentos e livros sobre gravação e técnicas de mixagem. Foi naquela garagem, e com aqueles equipamentos, que Max trabalhou sozinho compondo e gravando as músicas dos Desistentes. Agora estava tendo que lidar com essas outras pessoas, que não tinham participado do processo mas se achavam parte dele. Não era nada fácil. Esse é o problema de toda banda: diferentes egos reunidos para fazer um trabalho em conjunto. Sempre um acaba esbarrando no outro. Era inevitável.

— Eu tentei fazer ele parar, mas não consegui. Me desculpe — disse BJ. — Mas ele está bêbado, não...

— A gente devia ter evitado, para não deixar chegar a esse ponto — interrompeu Max. — Você sabe disso.

— Ele vai melhorar, é só eu conversar com ele, em nome da banda.

— Que banda? Você acha que ainda existe banda?

BJ sabia que Max não iria se convencer facilmente, e que a permanência de Renato estava mesmo com os dias contados, mas não podia deixar que isso acabasse com a banda.

— Eu vou falar com ele. Ou você pode simplesmente decidir que precisamos trocar de baixista. Isso é fácil de resolver — disse BJ. — Mas o que está incomodando mesmo é o fato de só ensaiarmos e nunca fazermos um show. Até o Jonas está ficando desanimado. E mesmo com um novo baixista, esse problema continuará existindo.

— A gente precisa ensaiar mais, BJ. Achei que você tinha entendido e concordado. O idiota do Renato quer fazer shows, só que ele ainda erra partes simples das músicas! Além disso, ele é um babaca. Se você ainda não tinha percebido, acho que agora ficou claro. Ele vai acabar com o show na primeira vez que for tocar com essa atitude e sem ensaiar o suficiente. É isso que você quer?

— Sei que você pensa que o Renato não é uma boa pessoa. Já pedi desculpas por tê-lo convidado. — BJ estava mesmo arrependido. Ele gostava de Renato e achava que ele era um bom músico, mas sabia que, como pessoa, era difícil de lidar.

— Vamos fazer o certo desta vez.

BJ balançou a cabeça.

— A gente até pode fazer testes e escolher um novo baixista — disse BJ. — Mas pense que vamos ter que ensaiar tudo de novo. Começar do zero. Pelo menos, com Renato, as coisas já estão quase boas.

Max ficou olhando para o teto, sem responder. BJ continuou.

— E você tem que concordar que é frustrante ensaiar, ensaiar, ensaiar e não ter ninguém ouvindo. Banda precisa tocar para alguém.

— Você acha que alguém vai gostar se a gente fizer um show de merda? — Max dava sinais de estar decepcionado com a conversa. — Você continua achando que todo mundo que faz sucesso conseguiu isso sem esforço. Você quer a banda, mas não quer se esforçar por ela.

BJ balançou a cabeça. Ele entendia os argumentos de Max e sempre esteve disposto a seguir tudo o que ele pedia, mas parecia que Max não aceitava ceder nem um pouco e a situação estava chegando ao limite.

Na verdade, BJ sentia que já tinha passado do limite aceitável, mas sua vontade de ter uma banda era tão grande, que ele se esforçava para suportar. Considerava um esforço necessário para justificar o que estavam conseguindo juntos. Era como as penitências que sua mãe fazia, ficando sem comer carne na quaresma ou jejuando por alguns dias para alcançar uma graça. A questão é que até mesmo sua mãe parecia receber algo em troca, por mais imaterial que fosse, mas BJ não estava vendo seu sofrimento ser recompensado, e muito menos reconhecido.

— Eu sei que precisamos tocar mais juntos — disse BJ. — Mas estamos realmente esgotados. E foi isso que fez Renato dar uma de idiota. Temos uma banda e acho justo querermos tocar para um público.

Max levantou e começou a passar uma flanela nas cordas da sua guitarra.

— A questão não é essa, BJ — disse Max. — Você já percebeu quantas bandas surgem todos os dias? E com a internet, então, ficou ainda mais fácil gravar, divulgar e tudo o mais. Tem banda nascendo a cada segundo.

Max sentou-se na poltrona e falava como alguém que se justifica por uma decisão ruim que tomou.

— Mas, do mesmo jeito que nascem, essas bandas morrem. Sabe por quê? Porque, quando tocam, todos percebem que é uma banda de merda, com pessoas que não estão dispostas a trabalhar sério. Uma farsa, exatamente como a que você tinha com o idiota do Renato.

BJ baixou a cabeça. Pegou um cigarro na carteira que estava no bolso da calça e foi saindo para fumar com os outros. O limite realmente tinha sido extrapolado. Ele precisava pensar se continuaria com sua penitência ou simplesmente abriria mão de qualquer recompensa que pudesse ter.

Max percebeu que tinha exagerado.

— Me desculpe, BJ. Eu não quis dizer nada do seu talento nem da sua capacidade, mas vocês não tinham banda ainda, certo?

— Eu sei, Max. Não éramos nada e agora temos uma banda. É que chega um momento em que o saco enche e precisamos pensar se está compensando. Você tem razão por um lado, mas eu acredito num equilíbrio.

Max foi acompanhando BJ até a janela da garagem.

— Acho que você tem razão — disse Max. — Acho que preciso ceder um pouco para compensar. Vamos continuar com os ensaios. Disso eu não abro mão. Mas vamos começar a marcar uns shows também.

BJ abriu um sorriso.

— E podemos começar a divulgar a banda?

— Sim. Acho que já está na hora — confirmou Max. — Mas, por favor, você, que é amigo do Renato, fale com ele. Ele precisa respeitar a gente. E principalmente praticar, e se concentrar mais.

— Eu falo com ele. Pode deixar. Mas acho que só essa notícia já vai fazer com que ele mude.

◆

Eles não estavam nervosos, mas estavam apreensivos. Era o primeiro show dos Desistentes e já seria em um lugar legal.

O Madame Min era um local para shows que funcionava num galpão abandonado, perto do Jardim Botânico. No começo, não tinha muita estrutura e nem divulgação, mas aos poucos foi ganhando notoriedade e se tornou a melhor casa de shows de bandas alternativas da cidade. Ainda mantinha as características de um velho galpão, com poucas janelas e um vão livre bem grande. As únicas partes mais novas e modernas eram o palco e os sistemas de luz e som.

Atrás do palco, um pequeno depósito com as paredes totalmente pichadas servia de camarim. Nada de especial. Era apenas um lugar para as bandas esperarem a hora de subir ao palco. Nada de toalhas brancas, frutas exóticas ou espelhos com lâmpadas em volta e artigos de maquiagem. Tinha apenas um jogo de sofá velho.

Max estava numa das poltronas, afinando sua guitarra e aproveitando para lembrar alguns detalhes.

— Lembrem do que a gente viu na passagem de som — disse ele. — O retorno só funciona bem no centro do palco. Então, cuidado se algum de vocês se movimentar demais para as laterais.

Os outros concordaram com a cabeça, sem dizer nada.

— É, Jonas, não se afaste da bateria em nenhum momento — disse Renato, tentando quebrar o clima com uma piada.

BJ deu uma risada sutil e olhou para Max. Viu que ele também estava rindo e achou que isso era um bom sinal.

— Será que chegou mais gente? — comentou BJ, não esperando uma resposta de verdade, já que nenhum deles tinha saído do camarim desde que chegaram. — Achei o público muito pequeno quando a gente entrou.

— Deve ter chegado — respondeu Renato, pegando mais uma das cervejas que estavam no chão ao lado do sofá. Esse era o cachê da noite: três long necks para cada um no camarim, mais duas no palco.

BJ fez sinal para que ele pegasse uma para ele também.

— Pelo menos somos a atração principal e não estamos abrindo para ninguém — disse BJ. Ele tinha conversado sobre isso com Max e os dois tinham decidido que seria melhor fazer esse primeiro show sozinhos, como um teste.

— Uma banda conhecida poderia trazer mais público para conhecer a gente — disse Renato.

— O importante é que vamos tocar — disse Max. — E espero que a gente consiga fazer um bom show. Só isso.

Quando eles finalmente subiram ao palco, perceberam que o lugar estava longe de estar cheio. Havia muito espaço aberto, então era preciso um grande número de pessoas para dar a sensação de casa cheia. Mas o importante era estarem tocando no Madame Min, sinônimo de música alternativa, então era o palco perfeito para uma estreia. E, com a vontade que estavam de tocar, o show tinha tudo para ser especial, qualquer que fosse o tamanho do público.

E os Desistentes não decepcionaram.

O show não foi muito longo. Esse era o combinado: trinta minutos de apresentação, com hora exata para acabar. Mesmo assim, eles conseguiram tocar sete músicas. Nada mau para um primeiro show, ainda mais num dia de semana. BJ sabia que Max tinha feito dessa forma para ser realmente um teste para eles. Conseguiu uma data no Madame Min num dia de menor movimento, para não correr riscos e poder sentir se todos estavam prontos para shows maiores. Max nem se importou muito com os erros de Renato, mas todos perceberam as falhas que cometeram e sabiam bem o que precisavam melhorar.

Todos saíram do palco satisfeitos, apesar de não tão empolgados como achavam que estariam.

No camarim, pegaram mais bebida, sentaram-se e ficaram quietos por um tempo.

Renato foi quem quebrou o silêncio.

— Eu errei algumas vezes — disse ele.

— Você errou quatro músicas de sete. Isso é muitas vezes, não algumas — disse Jonas.

Renato virou a cara e tomou um gole de cerveja.

— Eu desafinei algumas vezes também e errei uma letra — disse BJ, tentando dividir a culpa de alguma forma.

Jonas olhou para Max e, em seguida, começou a falar.

— De qualquer forma, acho que este será lembrado como o show mais importante dos Desistentes.

Todos olharam para Jonas. Estavam surpresos não só por ele estar falando, já que era o mais quieto, mas também pelo que estava dizendo.

— No futuro, quando lembrarmos desse dia, vocês verão como ele foi fundamental. Hoje a gente percebeu que as nossas músicas são realmente boas. Não sei se vocês repararam, mas, mesmo ninguém conhecendo as músicas, durante o show as pessoas foram chegando perto do palco. Isso só acontece quando gostam do que estão ouvindo. Podiam ser poucas pessoas, mas aposto que esses que estavam aqui hoje voltarão para os próximos. E deu para perceber muito bem que precisamos cuidar mais dos ensaios.

Jonas virou para Renato e apontou a garrafa em sua direção.

— Você, Renato, não vai poder reclamar. Você viu as cagadas que fez. Mas BJ, eu e o Max também. Todo mundo errou um pouco. Não adianta. Precisamos trabalhar duro se quisermos que essa merda dê certo. Temos que estar melhor nos próximos.

Max levantou e chegou mais perto de onde os outros três estavam sentados. BJ ficou com receio do que ele iria dizer, mas Max surpreendeu a todos.

— O mais importante é que faremos os próximos. E eu sei que serão melhores — disse Max. — Jonas tem razão. Esse show, com certeza, será lembrado para sempre. — Max levantou sua cerveja. — Um brinde ao primeiro show dos Desistentes!

Brindaram com a sensação de que a importância daquele show seria lembrada para sempre.

Nem duzentas pessoas assistiram. Mas entre elas estava uma menina que escrevia um fanzine online sobre quase todos os shows que aconteciam no Madame Min. Em referência ao local, ela se denominava Senhorita M, e seu site chamava-se Madame Música, e tinha uma boa audiência. A crítica que ela escreveu sobre o show foi excelente, e ajudou os Desistentes a alcançarem um público maior, e bem mais rápido do que eles imaginavam.

Texto extraído do fanzine online "Madame Música":

Surpresa de Terça
Por Senhorita M

Vocês sabem muito bem o que eu penso sobre os dias de semana. Eles são formados por aqueles momentos desanimadores de espera para os dois dias mais importantes da semana.

De segunda a sexta vivemos em uma tumba temporal para vampiros da sociedade. Você entra nela no domingo à noite para evitar que os raios da monotonia entrem em contato com você e te desintegrem, e só acorda de verdade na sexta, quando o sol se põe. Nesse meio-tempo, dentro de sua tumba, você finge ser um deles: trabalha, estuda, se alimenta, mas apenas para fazer parte do esquema. Você espera os dias passarem e conta as horas apenas para que a sexta à noite chegue o quanto antes, pois é no final de semana que tudo acontece. É nele que as coisas realmente legais criam vida, afinal, ninguém nunca viu uma grande banda, um grande show ou uma grande festa acontecendo no meio da semana, não é mesmo?

Quem acompanha meu fanzine desde o começo já deve ter percebido que geralmente conto algo fantástico que aconteceu no final de semana. E quase sempre meus poucos textos de meio da semana são apenas doses de lamentação e desespero.

Mas eis que então surge uma grande surpresa no meio da chatice da semana. Por isso escrevo diretamente da minha tumba, em plena quarta-feira.

É uma combinação quase impossível: uma banda muito boa querer tocar no meio da semana, eu estar no lugar assistindo ao show e esse show ser digno de um comentário aqui no blog. Mas o que eu posso dizer é que ontem, uma terça-feira que tinha tudo para ser inútil, os astros se alinharam e acabaram criando esse momento especial. Na verdade, um dos momentos mais surpreendentes que eu já presenciei.

É difícil descrever a sensação, mas juro que vou tentar.

É ouvir uma música e, mesmo sem saber de quem é, sentir que aquele é o som que você poderia passar a sua vida inteira ouvindo. Ouvir uma banda em início de carreia e, naquele momento, perceber que em alguns meses eles vão estar tocando para grandes públicos. É se dar conta de que a banda que está tocando ali na sua frente está pronta para ganhar o mundo. É a sensação de completa alegria de descobrir sua futura banda favorita.

Bem... me empolguei e já estou contando o resultado final sem antes explicar de quem eu estou falando e de como tudo isso aconteceu. (Por favor, Senhorita M, um pouco mais de foco aqui.)

Vamos lá.

Como vocês já sabem, o Madame Min começou a fazer uma noite especial nas terças-feiras, chamada de "Meia Meia Meia", em que você paga meia-entrada, uma única banda toca só por meia hora e tudo acaba pontualmente à meia-noite. Eu já tive a chance de ir a uma delas (acho que foi a terceira) com o show da banda Cabeça Grande, que não foi muito bom, apesar do esforço dos integrantes em fingir que todos estavam se divertindo. Depois desse houve outros dos quais não pude tratar aqui.

Porém, nessa última terça-feira, decidi ir ao Madame Min, independentemente de quem estivesse tocando. Estava torcendo para ser alguma das bandas de que eu gosto, mas estava aberta a qualquer possibilidade, então foi só uma pequena decepção descobrir que era uma banda nova, de que ninguém tinha ouvido falar, chamada Desistentes.

Sendo assim, resolvi ficar no balcão do bar, sem grandes expectativas, apenas observando se a noite tinha alguma chance de ficar boa. Eu conversava com o novo barman do Madame Min e nem reparei quando a banda subiu ao palco. Mas, assim que eles começaram a tocar, literalmente saltei da banqueta e quase instintivamente me aproximei do palco.

Fazia tempo que isso não acontecia comigo. Essa banda que eu nunca tinha ouvido antes conseguiu fazer com que eu parasse para prestar atenção em cada detalhe já na primeira música, e me fez querer ouvir as próximas. E, a cada música, a sensação de que eu falei só aumentava: descobrir algo novo, que eu tinha certeza de que era bom, mas ainda não estava plenamente consciente do motivo.

Podem acreditar em mim, os Desistentes causam isso nas pessoas. São quatro caras que fazem um som completamente diferente do que eu já tinha ouvido. Vou usar aqui algumas referências para tentar descrever, mas elas não são influências diretas para o som dos Desistentes.

A combinação de vocal e melodia me faz lembrar Nirvana, mas, ao mesmo tempo, soa mais bem arranjado, como The Clash. A combinação de guitarra e baixo faz lembrar Smashing Pumpkins, mas de forma sutil. O baterista marca o ritmo com precisão e soa pesado, mas sem demonstrar esforço.

Os Desistentes soam como uma banda com experiência de palco, apesar de eu ter confirmado que esse foi seu primeiro show. No entanto, possuem um entrosamento surpreendente, então imaginei se não seriam um projeto paralelo de músicos de outras bandas. Mas eu não reconheci nenhum deles.

Na meia hora de show, eles tocaram sete músicas, sem perderem muito tempo entre elas e sem pararem para interagir muito com o público. Praticamente emendaram uma na outra.

Para mim, o destaque foi a música "Alguém Feliz", que tem um riff de guitarra maravilhoso, como há muito tempo eu não ouvia. A letra é muito boa e o vocal é fantástico. O vocalista foge à regra dos vocalistas de bandas que estão começando. Ele tem uma excelente presença de palco e já está preparado para ser uma estrela à parte. Fiquei imaginando como seria ter visto os Rolling Stones pela primeira vez e intuir que Mick Jagger se tornaria um astro maior que todos.

O show acabou pontualmente à meia-noite, e desde aquele momento estou ansiosa pelo próximo. Posso garantir que vale a pena conferir, então fiquem atentos e guardem esse nome: Desistentes. Eles vão ser grandes.

(Esta é a primeira previsão que eu faço sobre uma banda. Espero não errar. Mas estou certa de que não vou.)

♦

Após o show no Madame Min, os Desistentes ficaram melhores. Corrigiram o que faltava e passaram a ensaiar com mais entusiasmo. Eles não faziam ideia de que o fanzine daquela estudante de jornalismo era tão lido. De uma hora pra outra, eles deixaram de ser desconhecidos. Mais shows apareceram. Receberam convites para festas e festivais. Fizeram diversos shows em lugares pequenos, festas de universitários e num festival de bandas da PUC, onde não puderam tocar muitas músicas, mas tocaram para um grande público.

BJ finalmente se tornou o que sempre quis ser: o vocalista de uma banda de verdade. Como ainda não faziam shows todas as semanas, ele aproveitava para ir aos shows de outras bandas para encontrar velhos amigos e fazer novos. Adorava ser apresentado como "BJ, o vocalista dos Desistentes". Era comum encontrá-lo na frente do Madame Min todo final de semana, e mesmo em algumas terças, no Meia Meia Meia. Nos outros dias da semana, BJ passava nos bares para "fazer contatos", como ele gostava de dizer. Na verdade, queria ser reconhecido e falar da banda com outras pessoas. Sempre que podia, passava pelo Pudim ou o Torto. A faculdade já estava ficando em segundo plano e, numa dessas saídas, BJ conseguiu fazer um contato que garantiu o sucesso da banda e colocou um ponto final nos seus dias de estudante.

Era uma quarta-feira sem grandes atrativos. BJ estava voltando para casa de uma festa muito sem graça e decidiu parar no bar do Torto para uma última cerveja. Quando estava no segundo copo, um rapaz entrou e o reconheceu. BJ adorava quando isso acontecia. O rapaz acenou da porta e olhou em volta, como se estivesse procurando mais conhecidos. Logo depois foi até BJ e se sentou, sem cerimônia.

— Você é o cara da banda Desistentes, não é?

— Um deles. Sou o vocalista.

— Acho bem legal o som de vocês.

— Valeu.

— Você conhece a banda Vulto, não conhece?

— Aquela antiga, aqui de Curitiba?

— É. Dá pra dizer que é antiga... Bom, eles vão voltar a fazer um show na cidade depois de todo esse tempo parado. Eu trabalho na Rádio Rock, que está organizando esse show.

O rapaz fez uma pausa, olhando para BJ, valorizando o que iria dizer em seguida.

— Estive pensando se vocês topariam abrir para eles. Seria bem legal para nós e para vocês. Público bem grande, no Madame Min, com transmissão ao vivo pela rádio.

BJ não poderia perder essa oportunidade. Pensou se devia falar com Max para decidirem juntos, mas não havia muito o que pensar. Quando teriam outra chance dessas?

— Lógico que a gente topa! — disse, empolgado. — Meu nome é BJ.

Estendeu a mão para cumprimentar o rapaz.

— Eu sou Marcos — disse o rapaz, entregando um cartão. — Me ligue amanhã para marcamos uma reunião e fecharmos os detalhes. Mas já considere tudo certo.

Marcos se levantou e foi para uma mesa com um grupo de amigos. BJ resolveu já começar a comemorar, tomando mais algumas cervejas.

◆

A Vulto foi a primeira banda de Curitiba a ganhar grande destaque nacional. Era considerada a banda de maior sucesso de Curitiba, e ainda ocupava esse posto simplesmente porque não havia surgido outra para ocupá-lo. Eles tiveram seu momento no final da década de 90, com algumas músicas tocando nas rádios do país inteiro.

BJ se lembrava muito bem do começo da banda, participando de festivais. Naquela época, a cena alternativa de Curitiba estava começando a ficar forte, com vários shows acontecendo no 92 Graus, no Hole, no Sindicate e outros lugares. Era a época do B.I.G. (Bandas Independentes de Garagem), festival que deu oportunidade para as bandas locais e gerou visibilidade nacional.

O primeiro show que BJ viu ao vivo foi justamente da banda Vulto, quando ainda era menino. Ela abriu para uma banda de São Paulo. Logo em seguida lançaram seu disco de maior sucesso, e participaram até de festivais internacionais. Mas aquele momento tinha passado, e eles pareciam já estar em fim de carreira. O último CD não tinha feito sucesso, e não conseguiram emplacar nenhuma música nas rádios. Sumiram por um tempo e agora estavam de volta com um grande show na cidade onde começaram. Seria uma tentativa de reativar os antigos fãs e tentar salvar a carreira, mas para BJ estava claro que não tinha mais jeito.

A Vulto tinha perdido sua força, e BJ sabia que, no fundo, essa era uma boa oportunidade para os Desistentes. Mesmo a Vulto estando em um momento decadente, esse show seria especial, com transmissão ao vivo. Essa era a forma mais rápida de os Desistentes ficarem conhecidos. Como banda de abertura, o nome Desistentes estaria estampado em cartazes e materiais promocionais espalhados por toda a cidade. Sem falar que teriam chamadas no rádio e, quem sabe, até a chance de dar entrevistas.

O show seria no Madame Min, mas dessa vez num final de semana, então era preciso garantir que não fosse um show qualquer. Para a Vulto, não deveria ser um grande show, mas para os Desistentes tinha que ser. Assim, quando ele e Max foram à Rádio Rock acertar os detalhes para o show, BJ teve uma ideia.

Marcos ofereceu um cachê, que BJ recusou. Em troca, ele queria apenas um número maior de ingressos de cortesia. A princípio Max estranhou, mas acabou aceitando o argumento de BJ. Não era hora de pensar em dinheiro, mas sim de levar amigos para o show e terem um momento legal. Como para a rádio essa negociação era melhor, Marcos acabou dando o dobro do valor do cachê em entradas para o show.

Com todos os ingressos de cortesia em mãos, BJ só precisou contatar a rede de amizades que tinha formado na faculdade. Distribuiu convites em todas as sedes da universidade, nas cantinas, e em todos os bares que seus amigos frequentavam. Queria ter certeza de que um grande número de pessoas estaria lá para ver os Desistentes.

Quando chegou a hora do show, todos da banda estavam ansiosos e nervosos, mas BJ estava confiante. Eles tocaram metade do setlist normal que vinham fazendo nos últimos shows e voltaram apenas para o bis de duas músicas, exatamente como tinham combinado com Marcos. Foi um show curto, mas intenso.

Após a última música, os quatro agradeceram, foram para a lateral do palco e continuaram observando a multidão agitada. Era o primeiro show com um público daquele tamanho, e as paredes do Madame Min pareciam tremer.

Quando a Vulto subiu ao palco, a plateia continuava empolgada, mas a banda não conseguiu sustentar o ritmo. Realmente era uma banda em fim de carreira. Não tinham mais o entusiasmo para fazer um grande show. Até pareciam cansados e chateados de estar naquele lugar.

Na segunda música, a plateia começou a se dispersar. Muitos aproveitavam para ir ao banheiro ou comprar bebidas, e alguns já estavam indo embora quando algo inesperado começou a acontecer.

Na terceira música, alguém no meio do público começou a gritar: DE-SIS-TENTES! DE-SIS-TENTES! DE-SIS-TENTES!

Logo, centenas de pessoas começaram a pedir que os Desistentes voltassem. Os músicos da Vulto tentaram ignorar, mas era impossível. Ao terminarem a música, o baterista entrou na brincadeira e começou a acompanhar o grito da galera com o bumbo. Provavelmente ele também não estava satisfeito com o show que estavam fazendo e resolveu se render aos pedidos. O tecladista juntou-se a ele e também começou a pedir "DE-SIS-TENTES" junto com a plateia. O vocalista deixou o palco irritado e começou a discutir com Marcos, na outra lateral. Gesticulava e apontava para BJ e Max, que observavam de longe.

BJ começou a ir em direção a eles.

— Não vá lá — disse Max, segurando BJ pelo braço.

— Mas eles estão falando da gente.

— Isso não tem nada a ver com a gente.

— A galera está gritando o nosso nome! — argumentou BJ. — Claro que isso tem a ver com a gente! E temos de aproveitar!

— Se entrarmos na briga, vai parecer que estamos de acordo com isso — Max pegou sua guitarra e fez sinal para Renato e Jonas. — Vamos embora.

Os quatro pegaram suas coisas e foram saindo. BJ olhou mais uma vez para Marcos discutindo com o vocalista da Vulto, mas resolveu seguir Max, afinal, não podiam fazer mais nada.

Quando estavam quase na saída de emergência que dava acesso ao camarim, ouviram a voz de Marcos:

— BJ, espere!

Os dois pararam.

— Vocês podem voltar ao palco e tocar pelo menos mais algumas músicas? Estamos com medo de criar um tumulto maior. Eles podem acabar quebrando tudo.

BJ olhou para Max, que concordou com a cabeça.

— Agora é o nosso momento — disse BJ. — Sabia que ia dar certo.

Max olhou surpreso.

— Você pediu para a galera fazer isso, BJ? Eles são músicos, como nós. Isso não se faz.

— Não! O que eu quis dizer é que, tendo o público certo, a nossa hora iria chegar. Eles gostam da gente. Não tenho nada a ver com o fato de não gostarem da Vulto.

Realmente, BJ não era responsável pelo fracasso da outra banda. Só deu um jeito de colocar as pessoas certas na frente da banda errada.

Max olhou seriamente para BJ para ver se ele estava mesmo falando a verdade.

— Vamos, Max — disse Renato, pegando novamente seu baixo. — Já estão esperando a gente.

— Ok — disse Max, pegando sua guitarra e acompanhando BJ.

Os Desistentes voltaram ao palco e fizeram um show ainda melhor. O público ficou insano.

A transmissão ao vivo, que tinha sido interrompida, foi retomada, e foi um sucesso.

Esse show ganhou grande destaque na rádio e na internet. A Rádio Rock mixou duas músicas dos Desistentes, e durante a semana elas foram tocadas centenas de vezes a pedido dos ouvintes.

BJ e Max foram chamados para uma entrevista exclusiva, e contaram a sua versão do episódio, tomando cuidado para não menosprezar a Vulto. Max fez questão de agradecer a eles e se declarar fã da banda — o que era verdade.

Depois da entrevista, Marcos perguntou se eles podiam aguardar um pouco, pois alguém queria conhecê-los. BJ imaginou que fosse um fã famoso ou um grupo de meninas querendo autógrafos, mas, dali a pouco, Marcos apareceu na recepção acompanhado de um homem.

— Pessoal, esse é Rick Vale, dono da La Bomba Records, uma das melhores gravadoras independentes da região sul, não sei se vocês já ouviram falar.

— É claro que já ouvimos falar — disse Max, olhando para BJ.

— Muito prazer — disse Rick. — Se vocês ainda não têm planos para lançar o primeiro CD, gostaria de fazer uma proposta.

Pouco tempo depois, os Desistentes estavam com um disco nas lojas.

Capítulo 5

ENCONTRANDO FANTASMAS

(2017)

TEXTO EXTRAÍDO *do site "Nação Desistente":*

História por trás da música "666"
Por Cibelle Pereira

> ***666***
> *(Max — BJ)*
>
> *Meia meia meia*
> *Meia meia meia*
> *Meia meia meia*
> *Meia meia meia*
> *É o número da sorte*
> *É a morte do bom*
> *É o som de verdade*
> *É a cidade com tom*
> *Meia meia meia*
> *Meia meia meia*
> *Meia meia meia*
> *Meia meia meia*

Pessoal, eu já ouvi muita gente falando bobagem sobre essa música, então esta é uma boa oportunidade para falar um pouco sobre o significado dela na história dos Desistentes, apesar de ter uma letra bem simples e curta.

Acontece que eu já ouvi dizer que esse Meia Meia Meia seria o 666 da Besta. Uma vez cheguei a ler o comentário de alguém dizendo que isso explicava o sucesso repentino da banda, porque eles venderam a alma para o diabo. Um garoto chegou a postar que, se rodar essa música ao contrário, ouve-se uma oração numa língua estranha, usada em magia negra.

Por favor, né, gente? Menos!

Só por esses comentários já dá para perceber que essas pessoas não conhecem nem um pouco a história dos Desistentes e não devem ser levadas a sério.

Primeiro: de onde tiraram essa ideia de sucesso repentino dos Desistentes? BJ me contou que eles ficaram meses criando e preparando as músicas, escolhendo as pessoas que iam tocar com eles, ensaiando vez após vez, tudo para estarem perfeitos para os primeiros shows. E as pessoas simplesmente ouvem uma música no rádio hoje e acham que a banda nasceu de repente, do nada, de um dia para o outro.

Vou explicar alguns detalhes para quem não acompanha a banda desde o início.

Para começo de conversa, a música "666" está no segundo disco dos Desistentes, chamado "Sem Motivos". Portanto, eles não fizeram "sucesso repentino" porque fizeram uma música em adoração ao diabo. A banda já estava no segundo álbum e já era um grande sucesso.

A grande verdade é que essa história do número foi, claro, uma brincadeira com o número do demônio, mas que nem começou com os Desistentes. O pessoal do Madame Min (casa de shows aqui de Curitiba, onde eles começaram) criou um evento que acontecia toda terça-feira, onde a banda tocava apenas MEIA hora, terminando sempre à MEIA-noite, e o público pagava MEIA entrada. Por isso deram o nome de "Meia Meia Meia".

O que BJ fez foi usar a mesma brincadeira de forma mais explícita, no título da música. Entenderam? Esqueçam o Satanás, esqueçam discos rodando ao contrário e seitas malignas. Não tem absolutamente nada a ver.

Numa festa em que eu estava, depois de um show no Madame Min, na época da turnê desse segundo disco, BJ começou a contar essa história. Acho que ele estava um pouco mais emotivo naquela noite e começou a relembrar de que foi ali que as coisas começaram. Contou que esse primeiro show que fizeram, no "Meia Meia Meia", foi bom, mas não tinha muita gente. Mas saiu uma resenha positiva num blog de grande visibilidade e acabou tendo grande repercussão. De um dia para o outro, muita gente queria saber que banda era aquela.

Mas o que eu realmente queria comentar sobre essa letra é algo que o próprio BJ explicou.

Segundo ele, o mais estranho foi que as pessoas não entenderam bem a frase "É a morte do bom", e fizeram análises sem sentido. Os comentários que mais irritaram BJ em relação a essa música não foram aqueles sobre satanismo e tal, que para ele eram apenas infantis. A pior parte foram as interpretações de alguns críticos que relacionaram essa frase específica à saída de Max, numa reflexão que BJ teria tido sobre a perda do parceiro. Inclusive diziam que essa era a música que melhor refletia essa transição da banda, porque é uma música pobre, sem arranjo, com melodia fraca, o que mostrou a falta que Max fez.

O que esses críticos pareceram não ter notado é que essa música foi composta ainda por Max. As músicas do segundo disco eram de Max e BJ. Quando Max deixou a banda, um pouco antes do lançamento desse disco, todas as músicas já estavam prontas.

O que BJ comentou naquela noite foi mais ou menos o seguinte: "A '666' foi uma grande brincadeira, logo depois que fizemos esse primeiro show no Madame Min e lemos a matéria que saiu. Eu, particularmente, estava muito empolgado com tudo aquilo. Era legal ver a crítica de um show tão pequeno ter uma proporção tão grande. E ver o nome da banda aparecendo daquela forma me deixou muito feliz. Por causa disso, a gente começou a brincar em um ensaio e a música saiu da empolgação de todos nós. Ela saiu como um punk rock básico, como uma brincadeira de adolescentes se divertindo, e preferimos deixar assim, sem um grande arranjo. Quando criamos essa música, ainda não pensávamos no segundo disco. A gente só tocou '666' algumas vezes ao vivo, na turnê que veio em seguida. As pessoas falam demais, sem saber o que realmente acontece no dia a dia de uma banda."

Então, entendam de uma vez por todas: por mais que eu também ache que teria sido bom Max ter continuado na banda, não adianta acusar BJ de ter tirado Max. A decisão foi de ambas as partes e cada um, de forma livre, seguiu seu caminho.

♦

Enquanto estamos vivos, nosso mundo é imenso, cheio de pessoas, lugares e coisas para fazer. Quando morremos, nosso mundo encolhe consideravelmente.

BJ constatou isso nos dias seguintes ao seu enterro.

O mundo tinha passado a ser um apartamento, com muito pouco a oferecer. Um mundo que, no início, parecia muito divertido, com comemorações todas as noites, mas logo se provou muito chato, com trezentos metros quadrados e um único habitante fixo.

Existiam, é claro, os habitantes esporádicos, que apareciam de vez em quando, obedecendo a ciclos muito bem definidos.

Tinha Gabriel, que continuava gerenciando os negócios de BJ. Saía cedo e voltava no fim do dia.

Os outros habitantes, apesar de não serem de carne e osso, eram bem mais presentes.

A ressaca, companheira antiga de BJ, e muito fiel nesse momento, já estava ao seu lado quando ele acordava, e passava praticamente o dia todo com ele. Quando ela ia embora, aparecia a bebida: amiga inseparável que chegava no fim da tarde, ou um pouco antes, para acompanhá-lo até o fim do dia. Essa era a mais companheira, sempre por ali, se oferecendo, cheia de promessas. Para encontrá-la, bastava abrir a geladeira ou ir até o balcão da cozinha. Gabriel cuidava para que sempre estivesse disponível.

Outro habitante era o próprio Elvis, sobre a cômoda, pronto para questionar o plágio de seu plano fantástico.

Esse era o mundo de BJ e seus ilustres habitantes. Tédio disfarçado de comemoração eterna.

O enterro tinha sido há cinco dias, mas para BJ parecia que tinha passado outra vida inteira. Era impressionante como o tempo passa devagar quando você está morto. Quando morremos, o tempo passa como para os cachorros. Cada minuto vale por sete, cada hora parece uma eternidade, e cada dia era uma vida a mais que BJ perdia.

Mantendo o ciclo natural do seu mundo, BJ se levantou próximo do meio-dia sem nem um pouco de fome. Foi até o banheiro e viu seu rosto no espelho. A barba já fechava todo o rosto, e ele ficou tentando imaginar se ainda seria capaz de pegar algumas fãs depois de um show. O único problema é que não haveria mais shows para tirar a prova.

Na passagem para o corredor, BJ encarou Elvis encostado na janela.

— Você engordou mais depois de morrer? — perguntou BJ para a capa de disco. — Você já estava perto de se tornar obeso. Também eliminou todas as chances de pegar uma fã?

BJ não esperou Elvis responder e foi até a sala. Esse era o seu túmulo provisório, com a vantagem de ter internet rápida. Alcançou seu laptop, que ficava sempre ligado sobre a mesa de centro, colocou sobre a barriga e fez a busca habitual.

O número de matérias sobre a sua morte tinha diminuído. As principais eram algumas notas sobre a vigília no dia seguinte ao enterro, na frente do Madame Min. A foto de Cibelle aparecia na maioria delas, junto com seu depoimento.

Cibelle acompanhava os Desistentes desde a adolescência e acabou virando presidente do fã-clube. Ao longo da carreira deles, e principalmente depois da saída de Max, Gabriel achou importante tê-la por perto. Ela era uma menina muito carismática e bonita, que conseguia mobilizar fãs e manter páginas de internet sempre atualizadas. Era tudo de que precisavam para manter um bom relacionamento com o público, mesmo sem Max, que foi sempre o mais queridinho de todos.

Gabriel contratou Cibelle para gerenciar o site e as mídias sociais dos Desistentes, principalmente durante as primeiras turnês. Ela viajou várias vezes com a banda e tinha livre acesso aos shows, além de participar das famosas festas que BJ organizava depois. No começo era complicado, pois ela era muito nova, e por isso BJ tomava o cuidado de protegê-la dos caras mais animados, ainda mais com a quantidade de álcool e drogas que rolavam nessas ocasiões. Ao longo do tempo, BJ acabou desenvolvendo um carinho especial por ela, como se fosse uma irmã mais nova que adorava tudo o que ele fazia. Ele também respeitava o trabalho dela. Cibelle sempre conseguia engajar os fãs para grandes eventos e organizava grandes manifestações de carinho. A vigília tinha sido mais um desses acontecimentos, apesar de BJ achar que poderia ter sido melhor. Cibelle já tinha organizado homenagens maiores nos shows que eles fizeram em Curitiba. Ela gostava de fazer algo especial quando a banda voltava para a cidade.

As fotos que apareciam na matéria mostravam apenas algumas flores e velas acesas, capas de discos e fotos de BJ. Não conseguiu gerar uma grande repercussão, afinal, era simplesmente um bando de fãs prestando homenagens a um ídolo morto. Só mesmo Gabriel para achar que isso seria um grande assunto para os jornais.

A intenção era continuar sempre na mídia, mas as notinhas da vigília eram as únicas coisas que tinham saído depois do enterro. Ainda não se falava nada dos projetos em que Gabriel estava trabalhando. Nada sobre a coletânea, o documentário, a biografia, o box.

Sua morte parecia não ter sido uma grande notícia, mas BJ continuava curioso. Para ele, tornou-se um vício ver a sua vida dessa perspectiva diferente, observando de longe as reações das pessoas. Ele gostava de imaginar todo mundo sentindo sua falta, pensando nele, lidando com a sua morte. Esperava que realmente preferissem que ele estivesse vivo. Sabia que não podia esperar isso de todo mundo. Max e Lady Madonna não sentiriam sua falta. Seria pedir demais. Mas com os seus fãs, BJ achou que poderia contar.

Quando achava que não teria nada de novo sobre ele, BJ leu uma notícia que não era nem um pouco o que eles tinham planejado. Uma matéria sobre Renato, que foi baixista da banda até o final, mas agora parecia querer assumir um papel ainda maior.

BJ viu o título da matéria e a princípio não acreditou.

Baixista dos Desistentes processa BJ mesmo depois de morto

Renato Dante, 32, baixista dos Desistentes, entrou com um processo contra o recém-falecido vocalista da banda, BJ. O músico tenta receber salários e cachês atrasados, que, segundo ele, superam o valor de quinhentos mil reais. Além disso, Renato quer garantir o direito de continuar usando o nome Desistentes. Renato organizou uma entrevista coletiva para comunicar que a banda irá continuar mesmo sem BJ, da mesma forma que continuou sem Max, um dos fundadores da banda. Segundo Renato, a banda foi formada por ele, Max e BJ em 2007, e ele tem tanto direito quanto os outros dois tinham.

"É claro que sempre associam a banda com o seu vocalista, ainda mais quando ele faz de tudo para ser o centro das atenções. Mas, apesar de BJ parecer ser o líder da banda, nós todos montamos a banda juntos, então temos diretos iguais. Max saiu e nunca mais quis saber da banda, mas eu estive presente desde o início. Fiquei nos momentos bons e nos momentos difíceis. Desistentes é a minha banda também. Quero apenas ter os meus direitos assegurados e poder continuar fazendo shows. Em breve vou convidar um vocalista para assumir o lugar de BJ e sair com a

banda em turnê novamente. Sei que é cedo, mas BJ morreu e temos que continuar o nosso trabalho. Garanto que ele gostaria que os Desistentes tocassem eternamente."

Procurado para comentar o assunto, Gabriel Medeiros, empresário da banda, e que agora também é responsável pelos direitos autorais e de imagem de BJ, afirmou que Renato está tentando se aproveitar do momento da morte de BJ para tirar vantagem pessoal.

"Renato Dante não formou a banda junto com BJ. Ele foi convidado a participar depois que tudo já estava pronto. Apesar de realmente ser um amigo próximo de BJ, ele era considerado um músico contratado. Inclusive está reivindicando salários atrasados! Se tivesse direitos sobre a banda junto com BJ e Max, não teria salário. Além do mais, ele precisa provar que formou mesmo a banda com BJ e Max, e duvido que consiga."

Pelo visto, o impasse acabará na Justiça. Advogados de ambos estiveram hoje reunidos para discutir um acordo, mas não há notícias de um consenso.

BJ já estava andando de um lado para o outro por mais de uma hora. Ia até a porta do apartamento, olhava pelo olho mágico e caminhava até o seu quarto. Depois, repetia tudo novamente.

Não importava saber que Gabriel chegava só depois das sete. Ele começou a fazer isso às seis, e ainda estava fazendo isso quando Gabriel colocou a chave na porta.

BJ não esperou. Correu até a porta, girou a chave e abriu, já gritando com Gabriel.

— Cara, que porra é essa do Renato?

— Que porra do Renato você está falando? — perguntou Gabriel, voltando-se para o corredor para ter certeza de que não tinha ninguém. Entrou e fechou a porta rapidamente. — Você é louco, BJ? Abrir a porta desse jeito! E se tivesse algum vizinho passando bem na hora? Você não pode dar esses moles!

BJ não estava se importando com isso naquele momento. Sabia que era errado, mas estava mais preocupado com o processo contra ele e desconfiava de que Gabriel estava escondendo isso dele por algum motivo.

— Não adianta tentar me esconder, cara! — disse BJ, ainda alterado. — Eu li a matéria na internet. Por que você encobriu essa merda toda?! Acho que você esquece que trabalha para mim! Você é pago para cuidar dos meus interesses, resolver meus problemas e não esconder coisas de mim!

— Calma! Eu não estou escondendo nada! — disse Gabriel, deixando suas coisas no aparador no canto da sala. Ele parecia estar tranquilo com as acusações, como se houvesse bons motivos para tudo aquilo. Aproveitou para pegar uma cerveja na geladeira. — Quer uma cerveja? Eu prometo que te conto os detalhes. Mas primeiro se acalme. Nada grave está acontecendo. Confie em mim.

BJ se sentou na ponta do sofá, sem se encostar, e ficou aguardando. Ele sempre confiou em Gabriel. Nunca quis saber das merdas que rolavam. Mas agora que ficou sabendo, gostaria de ter sido informado antes para não ser pego de surpresa.

Gabriel trouxe a cerveja e começou a contar.

— O Renato estava no seu velório, junto com o Jonas. Depois foi me procurar sozinho, querendo saber como seria "agora, sem BJ". Eu disse que não existia o "agora, sem BJ". A banda acabou e cada um cuida da sua vida. Mas parece que ele não aceitou isso muito bem. Sabe como é, ele não vai conseguir tocar em nenhuma outra banda. Ele é problemático, e todo mundo sabe. E ele não tem peito de começar algo novo agora. Sem chance.

— Mas ele falou que entraria com um processo?

BJ não conseguia acreditar. Renato era seu amigo de infância. Foi com ele que tudo começou, antes mesmo de Max. Depois de todo o trabalho que teve para convencer Max a aceitá-lo na banda, sentia-se traído.

— Naquele dia, não — disse Gabriel. — Mas, dois dias depois, meu advogado disse que ele estava planejando fazer isso. Na verdade, ele entrou em contato para saber se poderíamos resolver sem ir para a Justiça. Mas eu respondi que não tinha nada para ser resolvido. Ele só está interessado em levar vantagem, e eu não vou deixar.

— Você sabia de tudo isso nesses últimos dias e não me falou nada?

Gabriel tinha esse jeito de ir fazendo as coisas sem comentar sobre elas.

— É para isso que eu estou aqui, esqueceu? — disse Gabriel, um pouco irritado com a acusação que BJ fez. — Durante todos esses anos eu resolvi todas as merdas pra você, sem entrar em detalhes, para não te incomodar. Resolvi tudo para você, sempre. Agora você vai ficar de choradeira por causa de um caso idiota que ficou sabendo em blogs estúpidos da internet? Por favor, me poupe desses seus ataques de solidão.

Com certeza deve ter havido muitas encrencas no passado de que BJ nunca ficou sabendo. Sempre estava bêbado demais. Ou chapado demais. Ou ocupado com alguma fã na hora em que aconteceram. Mas nunca pareceu tão grave.

— Quer dizer que podem existir outras coisas ruins que eu não fiquei sabendo?

BJ não estava gostando do rumo daquela conversa, mas sabia que muito disso era pelo fato de estar preso num apartamento tendo que lidar com os fatos sem poder participar diretamente. Com certeza, a relação das pessoas muda depois que sabem que você está morto e não vai mais poder contestar.

— Não, BJ. A questão é que eu sempre cuidei dos seus interesses. Então pode ficar tranquilo que vou cuidar desse também.

— E essa questão de grana, tem fundamento? Ele está pedindo quinhentos mil?

— Óbvio que não tem fundamento — respondeu Gabriel. — Ele está alegando que deveria ter um salário equivalente à grana que você recebia, já que acha que a banda era tanto dele quanto sua.

— Mas é fácil provar o contrário, não é? Ele recebia salário. Deve ter algum comprovante disso, certo?

Gabriel balançou a cabeça e fez uma careta.

— Infelizmente, banda não é uma empresa, e você sabe bem disso — disse Gabriel. — Mas fique tranquilo, que temos formas de reverter. Só não quero que isso influencie os fãs. Não quero que fiquem dando ouvidos a um integrante idiota que resolveu se aproveitar e aparecer na mídia. Precisamos que eles continuem te adorando e dispostos a comprar os discos.

— E não tem motivo para ser diferente, certo?

— Não mesmo.

BJ tomou sua cerveja. Os dois estavam um pouco mais tranquilos, mas Gabriel ainda parecia irritado, e BJ também não tinha aceitado muito bem o fato de não conhecer tudo o que estava acontecendo. O confinamento estava afetando a relação dos dois.

♦

Uma semana se passou e eles já tinham voltado ao ritmo das comemorações. Estavam bebendo cerveja e falando bobagens quando BJ deu um pulo no sofá. Pegou o controle remoto e ligou o rádio. Quase tinha esquecido. Naquela noite haveria uma edição especial do programa Backstage.

Como não fazia muito tempo que Lady Madonna anunciara que deixaria seu programa diário, BJ achou que provavelmente fosse um programa sobre o novo projeto no qual ela estava trabalhando, e ele estava curioso. Esquecê-la estava sendo mais difícil do que tinha imaginado.

Quando ligou o rádio, a vinheta de abertura já estava tocando.

— Você vai ouvir essa mulher de novo? — perguntou Gabriel. — Com certeza ela vai falar do caso do Renato. É disso que ela gosta.

BJ não respondeu. Se ela falasse mesmo sobre o livro que disse que escreveria, muito provavelmente falaria mesmo dos problemas dos Desistentes, mas Renato era apenas um deles.

— Vou tomar um banho enquanto isso — completou Gabriel, já se levantando.

BJ aumentou o volume.

— Como eu disse na minha despedida, só voltaria a fazer alguns especiais quando tivéssemos algumas notícias bombásticas ou algum escândalo no mundo da música. Pois bem. Hoje é um desses casos. Estou aqui com o jornalista Caio Antunes, editor da revista Varal Cultural, que irá publicar amanhã uma matéria exclusiva e especial. Ele aceitou vir aqui contar em primeira mão as suas descobertas. Na verdade, podemos dizer que é uma teoria, certo, Caio?

— É isso mesmo, Lady Madonna. Eu acompanho o cenário musical há um bom tempo e acompanhei de perto a morte de BJ, vocalista dos Desistentes. Assim como você, eu gosto de ir a fundo nas notícias. Afinal, como costumo dizer, se alguma coisa lhe parece estranha, é muito provável que realmente seja. E às vezes é bem mais estranha do que qualquer um pode imaginar.

BJ ficou surpreso ao ver que o programa ainda seria sobre a sua morte. Talvez fosse bom para ele, no final das contas. Mantinha o destaque na mídia, como Gabriel queria.

— Então a sua teoria trata da morte de BJ?

— Sim. Na verdade, da *não*-morte dele. — Caio enfatizou a palavra "não" e deu uma pequena risada sem graça.

— Explique melhor essa teoria, por favor.

— Sou um jornalista investigativo, então gosto de falar com o maior número de pessoas possível e analisar todos os ângulos. Por isso, no episódio da morte de BJ, eu tentei acesso aos laudos médicos e da perícia, mas não consegui nada. Tentei contato com o IML, mas ninguém lá sabia me explicar os detalhes.

— Mas, Caio, isso deve ser normal nesses casos, não? Quero dizer: não vão ficar revelando informações sigilosas, principalmente em se tratando de uma figura pública. Não acha?

— Talvez seja. Mas o estranho é que esbarrei em uma série de empecilhos. Empecilhos demais, eu diria. Mas essa é apenas uma das coisas esquisitas que deixam todo o resto ainda mais curioso.

— E o que seria?

— Há uma forte suspeita de que BJ sonegou impostos nos últimos quatro anos e isso foi descoberto recentemente. Além disso, comentam sobre um seguro de vida que existe em nome de BJ, cujo valor da apólice foi aumentado nos últimos meses.

BJ ficou surpreso com a teoria. Como pode um jornalista inventar esse tipo de coisa?

Gabriel cuidou de tudo para que a morte não levantasse suspeita, e com certeza pagou algumas pessoas para desaparecer com algum laudo médico e mesmo um boletim de ocorrência do acidente, mas essa história de impostos não tinha relação nenhuma com a morte.

— Indo direto ao assunto — disse Lady Madonna — pelo que estou entendendo, sua suspeita é que BJ fingiu a própria morte para fugir do imposto de renda e ainda receber um belo seguro de vida?

— Exatamente.

— Então BJ estaria vivo em algum paradeiro desconhecido, curtindo muito toda essa grana neste exato momento.

— Provavelmente ele já está fora do país — disse Caio.

— Isso é muito maluco, mas não deixa de ser interessante — disse ela. — Essa questão do seguro de vida soa tão clichê de filme de mistério, que parece improvável alguém pensar num plano tão óbvio, não acha? E a parte dos impostos é bem interessante também. De qualquer forma, essa é uma acusação muito grave. Isso, na verdade, seria um crime.

— Exato. Concordo com o clichê, e quero deixar claro que não estou acusando ninguém. São apenas teorias investigativas. Mas há mais um caso. Ainda é apenas especulação, mas surgiu um rumor de que algumas fãs foram abusadas em festas com a banda. Nenhuma acusação menciona BJ, mas, se ele estivesse envolvido, isso seria mais um motivo para fugir.

— Nossa, isso é muito mais grave! — disse Lady Madonna. Sua voz mostrava que ela tinha ficado chocada ao ouvir aquilo, da mesma forma que BJ, do outro lado da transmissão, também estava.

— Mas não existe mesmo acusação contra BJ? — ela quis saber.

— Não. Ainda são boatos e por isso ainda não publiquei nada sobre o assunto — disse Caio. — Mas o problema com impostos é comprovado, e a apólice de seguro também, com todas as provas documentais. Quem quiser, pode conferir na revista. E qualquer novidade sobre os boatos também estarão lá em primeira mão.

— Obrigado, Caio. Estaremos acompanhando aqui também. De qualquer forma, eu gostaria de dar a minha opinião nessa história toda.

Lady Madonna fez uma pausa antes de continuar. BJ temia que ela fosse alimentar as suspeitas sobre ele, mas se surpreendeu.

— Na minha visão, BJ estava completamente desequilibrado emocionalmente nos últimos tempos. Isso era visível, e eu pude sentir de perto em alguns momentos, quando acompanhei o final da última turnê dos Desistentes. Todo mundo me ouviu fazer várias críticas a isso. BJ estava completamente perdido e alterado. Acho que ele precisava dar uma pausa ou romper com o caminho que vinha seguindo. Cheguei a ter a chance de falar isso diretamente a ele. Acho que ele tinha de repensar sua carreira, como ela tinha evoluído e como tinha ficado após o rompimento da relação com Max. Com base em tudo isso, acho sinceramente que BJ estava chegando ao ponto de explodir. Mas arquitetar um plano para fingir sua própria morte e tirar vantagem disso eu já acho demais. Não tem a cara do BJ. Cometer suicídio como fuga até poderia ser o caso, mas não acredito numa morte falsa, com esses interesses. E abusar de fãs também não combina com ele. Mas é a sua teoria, Caio, não a minha. Quando tiver mais informações sobre o caso...

BJ desligou o rádio e só então reparou que Gabriel estava parado no corredor da sala, com a toalha enrolada na cintura. Não tinha ido tomar banho e acabou ouvindo o programa praticamente inteiro.

— Falei para você que essa mulher ia falar mais bobagem — disse Gabriel.

— Não foi ela! — disse BJ, sentando-se no sofá e encarando Gabriel. — De onde esse jornalista tirou essas histórias? E essa coisa maluca de fãs me acusando de abuso? Tem algum fundamento nesses boatos?

— Nenhum, BJ. Pode ficar tranquilo. É só mais alguém querendo tirar proveito da sua morte, igual ao Renato. Eu fico impressionado com a cara de pau dessas pessoas. Eu devia ter imaginado que estaríamos cercados de golpistas. Já teria me prevenido e montado algum plano para contornar esse problema. É claro que aumentei a apólice de seguro. Isso fazia parte do plano, lembra? Mas o resto é invenção para dar audiência.

BJ ficou irritado. Gabriel sempre gostava de ter algum plano, algum esquema para acertar os problemas. Nem sempre BJ ficava sabendo. E, quando sabia, nem sempre concordava.

— Eu queria poder ir até a rádio desmentir essa merda toda pessoalmente. Marcaria uma entrevista coletiva e explicaria toda a verdade. É sobre mim que estão inventando todas essas mentiras, e eu deveria desmentir tudo isso.

— Você está louco! Estaria confirmando a teoria dele! — disse Gabriel. — Você esquece que o que a gente fez é um crime? Se você fizer isso, nós dois vamos para a cadeia!

BJ respirou fundo e se lembrou dos poucos dias em que tinha ficado preso. Não queria passar por aquilo de novo, e desta vez seria por muito tempo.

— Eu sei que dá raiva — continuou Gabriel. — Mas se lembre de que logo você vai estar rindo desses otários, tomando uma cerveja e olhando para o Big Ben.

BJ pensou na maneira como Gabriel resolvia as coisas, em que os fins sempre justificam os meios. Um jeito prático que BJ nunca se preocupou em saber se era o melhor. Gabriel sempre funcionou muito bem para ele, sempre conseguia o que ele queria e o que ele precisava. Mas a que preço?

Capítulo 6

ANDANDO

(2008)

DUAS ADOLESCENTES chegaram correndo por trás de BJ e Max e pararam na frente deles.

— A gente pode tirar uma foto com vocês? — perguntou a mais extrovertida, enquanto a outra não se decidia para qual dos dois olhava.

— Claro! — respondeu BJ, com um grande sorriso, já se posicionando ao lado dela, enquanto a outra se preparava com a câmera. — Vem, pessoal!

Max, meio sem jeito, abraçou a menina pelo outro lado e sorriu para a câmera, com Renato e Jonas posicionados ao fundo.

As meninas trocaram de posições, tiraram mais uma foto e saíram saltitando pelo corredor de desembarque do aeroporto.

— Vamos ter que nos acostumar com isso — disse Max, enquanto eles chegavam à esteira de bagagens.

— Eu já estou acostumado. Logo aquelas outras vão vir também — disse BJ, olhando outras meninas que também tinham reconhecido a banda. Elas cochichavam e davam risadinhas envergonhadas enquanto apontavam para os quatro.

— Com isso, também — disse Max. — Mas eu estava falando de pegar avião e fazer shows maiores. Os dias de viajar de ônibus provavelmente estão acabando.

— Mas um dia teremos nosso ônibus de turnê, cruzando o país. Pode já ir pensando nisso também — disse BJ.

O disco pela gravadora independente tinha sido lançado rapidamente. Graças ao trabalho de Max, eles já tinham as músicas praticamente prontas. Só precisaram regravar alguns instrumentos e fazer uma mixagem um pouco mais profissional. Em dois meses o disco já estava nas lojas e as músicas tocando nas rádios.

A agenda de apresentações estava maior do que Max achava produtivo, mas BJ estava adorando a vida de viagens e shows. Logo começaram a tocar pelo país inteiro. No começo eram participações em festivais independentes ou de rádios alternativas, em troca de divulgação, mas em seguida começaram a surgir shows maiores, com cachê de verdade, o que já permitia que a banda viajasse de avião.

BJ já se sentia uma celebridade, com uma rotina de artista, como sempre sonhou. Chegavam ao hotel de manhã, passavam o som à tarde, começavam a beber, faziam o show à noite e depois curtiam as festas, que geralmente já começavam no camarim do próprio show. Max participava de tudo, mas de uma forma bem mais moderada. Jonas também era mais contido, mas BJ e Renato adoravam as festas. Era a chance de conhecerem novas fãs e se divertirem, até irem embora da cidade no dia seguinte.

Como tinham contrato com uma pequena gravadora independente, não tinham empresário, nem muito menos um *tour manager*. Era Max quem fazia esses papéis. Agendava os shows e cuidava de todos os detalhes de hospedagem, transporte, horários, além de receber o pagamento e cobrar de quem devia. Até as festas, que BJ adorava e imaginava que simplesmente surgiam espontaneamente, era Max quem ajudava a organizar com as outras bandas. Max tinha o controle de tudo, e via que os shows estavam aumentando de tamanho, porque o número de fãs também estava crescendo. Ele sabia que não seriam mais aqueles garotos que se conheceram na faculdade, mas procurava manter o pé no chão. Sabia muito bem que isso não significava que seria assim para sempre. Ainda era só o começo.

— Eu não me importo nem um pouco em viajar de avião — disse BJ, pegando sua mala na esteira de bagagem. — Eu nasci para isso, Max.

BJ saiu na direção das meninas que estavam esperando no desembarque. Sabia que elas iriam pedir um autógrafo ou uma foto. Max e os outros dois ficaram recolhendo a bagagem e os instrumentos da esteira.

♦

Quando a temporada dos festivais de verão passou, Max e BJ aproveitaram para fazer uma pausa e planejar uma pequena turnê nacional exclusiva. Max tinha recebido pedidos de shows em várias cidades, então era apenas uma questão de estabelecer um itinerário e um cronograma.

— Vamos selecionar umas dez cidades principais e fechar as passagens com antecedência — disse Max, anotando vários nomes de cidades num papel. Estavam na garagem de Max. O mesmo lugar onde eles começaram a ensaiar agora também funcionava como escritório, onde se reuniam para tomar decisões sobre a banda. — Acho que conseguimos organizar de forma que os cachês paguem todas as despesas e ainda sobre uma grana.

— Nossa primeira turnê oficial — BJ levantou o papel em que estava rabiscando um desenho e mostrou para Max. Era uma camiseta com o título "Desistentes Tour".

— Sim. Será uma coisa só nossa dessa vez. Para os nossos fãs de verdade — disse Max.

— É muito bom saber que já temos fãs de verdade.

— Mas, primeiro, deixa eu te mostrar umas coisas novas que eu fiz.

Max foi até o computador e colocou um arquivo para tocar. Era uma base para uma música nova. BJ começou a balançar a cabeça e bater os dedos na mesa, acompanhando o ritmo. A batida era quebrada, com bumbo e caixa sincopados. E a guitarra entrava junto com o baixo, em uma nota só, crescendo e ganhando força, até que se transformava em um *riff* empolgante.

— Muito boa essa, Max! Muito boa mesmo! Como sempre.

— Agora ouve essa. — Max clicou em outro arquivo e uma música ainda melhor começou a tocar. Ele aumentou o volume. BJ se levantou e foi até o computador, como se precisasse chegar mais perto e ver a música tocando para acreditar.

— Cara, que música é essa? — disse ele. — Você está se superando, Max. Nosso segundo disco vai ser ainda melhor que o primeiro.

— Tem horas que as ideias surgem e eu vou anotando, durante as viagens mesmo. Resolvi já testar umas coisas e saíram essas duas músicas.

— Muito boas, mesmo.

— Você já tem alguma letra nova? — perguntou Max.

— Tenho algumas coisas anotadas também — disse BJ, voltando a se sentar.

Mas não era verdade. BJ não tinha escrito nada nos últimos tempos. Não tinha encontrado tempo nem vontade para isso. Estava sempre muito ocupado curtindo os shows, aproveitando as festas, bebendo e saindo com as fãs.

— Mas ainda estamos fazendo um show maneiro com o nosso disco e os *covers* — disse BJ, tentando justificar para Max e para ele mesmo que não havia necessidade tão imediata de fazerem músicas novas.

— Sim, claro — disse Max. — Mas para a nossa turnê, pensei em mostrar alguma coisa diferente. A galera gosta disso. Ficam esperando material novo, músicas inéditas. E a gente vai voltar a algumas cidades onde já tocamos, então vale a pena ter algo novo.

— Tudo bem — disse BJ. — Vou juntar algumas coisas e fazer as letras para essas duas novas músicas. Toca de novo para eu me inspirar.

BJ entendia a preocupação de Max com o segundo disco. Eles não deveriam se empolgar demais com o primeiro disco a ponto de esquecerem que precisariam de um segundo que fosse tão bom quanto. Quantas bandas fizeram um excelente disco de estreia, causaram um grande impacto, mas depois perderam o fôlego e não souberam manter a qualidade? Max não queria que isso acontecesse com os Desistentes, e estava cuidando para que as músicas do segundo disco fossem ainda melhores. BJ entendia, mas não pensava muito nisso. Nem estava com cabeça para escrever novas músicas. Para ele, existia a hora de trabalhar e a hora de curtir. E ele estava na segunda.

Mesmo assim, BJ cumpriu o combinado. Alguns dias depois, já tinha as letras para as músicas novas.

Max e BJ eram bons juntos. Antes de a turnê começar, os dois terminaram as duas músicas e ainda fizeram mais três. Apesar da falta de vontade inicial de BJ, quando começavam a compor, era como se um alimentasse o talento do outro, uma sinergia capaz de criar coisas surpreendentes em pouco tempo.

Com as cinco músicas novas, a turnê exclusiva dos Desistentes foi um sucesso tão grande que surpreendeu até mesmo os dois. Eles já tinham ideia de que agradariam aos fãs, mas não esperavam tanta repercussão na mídia. Saíam boas matérias nos cadernos culturais dos principais jornais em todas as cidades em que tocavam. As novas músicas foram bem recebidas pelo público e elogiadas pelos críticos. BJ e Max davam várias entrevistas para as rádios locais, e até apareceram na TV.

O resultado não podia ser diferente. No final da turnê, uma grande gravadora os procurou.

♦

O prédio da gravadora multinacional era bem diferente da sala comercial onde funcionava a gravadora independente do seu primeiro disco. O hall de entrada já deixou BJ deslumbrado. Max olhava tudo com admiração e receio ao mesmo tempo. Aquilo tudo era bem distante da realidade que eles tinham vivido até o momento. BJ estava num sonho, mas Max compreendia que aquilo não combinava exatamente com o que vinham fazendo, e achava que tinham de tomar cuidado para não deixar de ser quem sempre foram.

— Eu não estou acreditando que vamos ser contratados por essa gravadora — disse BJ, logo depois de avisar a recepcionista que estavam ali para uma reunião. — Um ano atrás, eu nem podia imaginar que isso iria acontecer, apesar de sonhar com isso todos os dias.

— A gente ainda nem sabe qual é a proposta — disse Max. — Vamos ver se seremos contratados mesmo.

— Eles falaram que queriam nos contratar. Isso é o que importa.

Depois de alguns minutos, uma secretária se apresentou e acompanhou os dois até a grande sala de reuniões, no primeiro andar, com diversos discos de ouro pendurados na parede. BJ e Max se sentaram nos lugares indicados pela secretária. Depois de uma longa espera, as outras cadeiras foram ocupadas pelo diretor-geral, dois produtores executivos e um representante do departamento jurídico, o único que estava de terno. Todos se apresentaram rapidamente e foram direto ao assunto.

— Estão prontos para fazer parte do maior grupo musical do país? — perguntou o homem mais velho, sentado na ponta da mesa. Era Samuel Peres, o diretor-geral da gravadora.

— Estamos, sim — disse BJ, empolgado com a situação e com todas aquelas pessoas à sua volta. Sentia-se em um filme, em que ele era o protagonista e estava tudo caminhando para um final feliz.

Max olhou para ele, dando um sinal claro de que não deveria se adiantar dessa forma, mas a empolgação de BJ estava fora de controle.

— Eu diria que ontem a gente estava pronto. Hoje estamos mais do que prontos — completou BJ.

— Excelente! — disse Samuel. — Vocês só precisam assinar o contrato, que já adiantamos para não perder tempo. Sempre digo que é a arte, a música, que verdadeiramente importa. Vocês são os artistas, as verdadeiras estrelas. Não são conversas em salas de reunião que fazem o nosso negócio ser bem-sucedido. Por isso, aqui, o trabalho burocrático dos nossos advogados é cuidar dos melhores interesses de todos os nossos artistas, para que eles possam se concentrar no que importa de verdade. Nosso negócio é a música, e é muito bom ter vocês, músicos de talento, aqui conosco!

Enquanto o diretor-geral falava com empolgação, o rapaz do departamento jurídico abriu uma pasta, tirou três contratos impressos e colocou na frente de Max e de BJ. Samuel pegou uma caneta do bolso e ofereceu a Max, mas ele hesitou um pouco em pegá-la.

— Não deveríamos discutir as cláusulas antes? — perguntou Max. — Pelo menos ler o contrato?

Todos, incluindo BJ, se olharam e encararam Max. Depois da fala confiante de Samuel, aquele era quase um anticlímax constrangedor. Um dos produtores então pegou uma das cópias do contrato e foi virando as páginas sem olhar para elas.

— Claro que podemos passar item a item e tirar todas as dúvidas. Mas esse é o mesmo contrato que todas as outras bandas assinaram, aqui, nesta mesma sala. Como nosso diretor falou, o nosso sucesso vem dos nossos artistas. — O produtor apontou para os discos de ouro na parede. — De que outra forma conseguiríamos lançar tantos álbuns de sucesso?

— Vocês fazem as músicas, nós produzimos os discos e todos ganhamos dinheiro. Simples assim — completou o diretor-geral. — Em resumo, é exatamente isso que esse contrato diz.

Max olhou para eles durante um tempo. Alguma coisa no jeito do diretor falar não o agradou muito, mas ele olhou para os discos de ouro na parede e imaginou que realmente a gravadora não poderia fazer nada contra eles. Ele e BJ fariam as músicas de qualquer jeito. Poderiam lançar sozinhos, com uma gravadora independente, ou com uma megaempresa. Melhor que fosse com uma grande gravadora, com um grande esquema de distribuição.

Depois de confirmar com o olhar que era isso que BJ queria, Max assinou, e todos fizeram o mesmo. Com o contrato assinado, a reunião passou a ser uma reunião de trabalho. O diretor e o rapaz do departamento jurídico saíram e os produtores continuaram.

— Bom, agora que vocês fazem parte da nossa equipe de artistas, precisamos passar alguns pontos importantes — disse o primeiro. — Meu nome é Sérgio Fontana e vou cuidar da agenda de vocês. Peço que estejam livres para shows todos os finais de semana do mês que vem. Ainda não sei quais, mas já bloqueiem as datas. Teremos também algumas entrevistas e sessão de fotos durante a semana; encaminho a vocês assim que estiverem marcadas. Em seguida, passo as datas em que entraremos em estúdio.

Ele olhou para o seu colega, sentado ao lado.

— Alguma dúvida?

BJ e Max ficaram assustados com a eficiência e a praticidade do produtor e nem conseguiam pensar se tinham dúvidas ou não. Sem perda de tempo, o outro produtor passou a falar sobre a sua forma de trabalho.

— Bom, meu nome é Gabriel Medeiros, e eu serei o produtor executivo de vocês. Como vocês não têm empresário, a gravadora me colocou como uma espécie de *manager* de vocês.

Gabriel entregou um cartão de visita para cada um deles.

— Qualquer coisa de que precisarem, ou qualquer dúvida que vocês tenham, é só entrarem em contato.

Max e BJ pegaram os cartões.

— Sempre quis ter um empresário que cuidasse de tudo — disse BJ.

— Então, parabéns! Agora você tem. Estou aqui pra isso.

Gabriel abriu uma pasta com alguns papéis impressos.

— Vamos agora para a primeira orientação de trabalho. Nossos produtores artísticos ouviram o material novo de vocês e já me passaram uma avaliação. Das cinco músicas, duas terão de ser retrabalhadas para poderem entrar no álbum. Mas, caso vocês criem algumas melhores, podemos até deixá-las de fora.

Aquela era a primeira vez que alguém falava de forma prática e sem empolgação sobre as músicas deles, e aquilo soou estranho. Max não gostou nada da crítica feita daquela forma. BJ, apesar de estar sempre mais aberto para ouvir outras opiniões, também não ficou muito contente com aquele tipo de *feedback*. Os fãs tinham adorado as músicas novas durante a turnê, então eles não entendiam por que o pessoal da gravadora não tinha gostado.

— Quais músicas? — perguntou Max de uma forma séria, mas tranquila. BJ, que conhecia bem Max, percebeu um tom de indignação na sua voz.

— É a terceira e a quinta do CD que vocês enviaram — disse Gabriel, olhando nos relatórios que tinha na sua frente. — Não estão anotados os nomes aqui.

Max não gostou da falta de consideração com o trabalho deles. Eles nem sequer sabiam os nomes das músicas!

— No que exatamente elas precisam ser retrabalhadas? — perguntou Max, deixando mais evidente que estava irritado com tudo aquilo.

— Elas estão abaixo de um nível de qualidade que a gravadora estabelece como aceitável. É um padrão nosso.

Max fez uma cara de quem não entendeu e olhou para BJ, que retribuiu o olhar, mas ficou quieto.

— E que padrão é esse? — perguntou Max.

— São avaliações feitas pela equipe de produtores, determinando o potencial comercial dos materiais, inclusive com pesquisas com grupos de fãs — disse Gabriel, que percebeu o desconforto de Max. — Pode parecer um pouco subjetivo, mas tudo isso é apenas para assegurar que vocês cheguem ao topo, tenham um grande volume de vendas e levem muita gente para os seus shows. Afinal, é isso o que todos queremos, não?

Era evidente a tentativa de Gabriel reforçar apenas o lado positivo de tudo.

— Sim, e tenho certeza de que faremos sucesso — disse BJ, tentando aliviar a tensão.

— A gente já faz sucesso. E nossos fãs de verdade gostaram dessas músicas. O que a gente quer é lançar e distribuir um bom disco — disse Max, pegando o contrato da mesa e folheando, não querendo prestar mais atenção a Gabriel.

— Eu entendo, e posso até concordar — disse Gabriel. — Ninguém está dizendo que as músicas não são boas. Só estamos dizendo que elas podem ficar melhores.

Gabriel explicou mais alguns detalhes sobre as novas músicas e, no final, abriu um champanhe para comemorarem.

— Um brinde ao novo disco dos Desistentes! — disse Gabriel, levantando sua taça e esperando que os dois fizessem o mesmo.

BJ pegou uma taça e colocou outra na mão de Max. Eles brindaram, mas Max não bebeu.

Max e BJ voltaram ao hotel para esperar o horário do voo para Curitiba. Já havia ficado claro que eles não tinham a mesma opinião sobre aquela primeira reunião. Quando chegaram ao quarto, os ânimos estavam exaltados.

— A gente tem que fazer o que a gravadora está pedindo! — disse BJ, batendo a porta do quarto, logo atrás de Max.

BJ já não aguentava mais discutir, então começou a apelar para argumentos mais conclusivos. Desde que saíram da gravadora os dois estavam brigando sobre refazer as duas músicas e seguir as orientações dos produtores para as novas composições.

— Eles pedem coisas demais e você aceita tudo! — disse Max. — Eles pediram mais quinze músicas novas para poderem escolher, de vinte, quais entrarão no novo disco.

— Eles só estão cuidando para que seja um disco muito bom.

BJ estava disposto a fazer qualquer coisa para não estragar essa oportunidade. Além disso, achava que tinham de confiar na gravadora, que, afinal, tinha experiência. Todos aqueles discos de ouro na parede da sala de reunião significavam alguma coisa, e BJ sonhava com um.

Max se levantou da cama e caminhou até BJ com cara de poucos amigos.

— BJ, sua vontade de fazer sucesso a qualquer custo te deixa cego. A gente já faz um som muito bom. A gente fez tanto sucesso em tão pouco tempo, que esses caras quiseram nos contratar. Nosso primeiro álbum tem doze músicas que tocam nas rádios. Não é uma, nem duas. São as doze. Ou seja, a gente sabe fazer a coisa sem precisar alguém dizer como deve ser feito. Ou, pior ainda, dizer que duas das nossas músicas estão abaixo de um "padrão de qualidade". Isso é absurdo, mas você não quer enxergar!

A verdade é que BJ se esquecia do potencial que tinham por duvidar de sua própria capacidade. Max, por sua vez, acreditava que eles tinham todas as condições para fazer sucesso sem precisar se sujeitar a nada. BJ entendia a forma de Max pensar, mas isso poderia fazer a banda demorar mais para estourar. Com a equipe de uma gravadora multinacional trabalhando por eles, as coisas poderiam ser bem mais rápidas.

— Eu sei de tudo isso, Max, mas você não acha que os anos de experiência que eles têm podem nos ajudar a deixar nossas músicas ainda melhores?

— Eles têm experiência gravando bandas comerciais, que são todas iguais. A gente sempre quis fazer algo diferente. Não se esqueça disso, BJ, ou vamos ficar iguais às outras bandas, e é isso que nós sempre quisemos evitar. Se pudermos ser comparados com outra banda, não seremos mais nós mesmos.

BJ entendia. Já tinham conversado várias vezes sobre isso. Mas BJ também sabia que a gravadora tinha uma estrutura de divulgação e promoção incríveis, e eles só tirariam vantagem disso se aceitassem as recomendações dos produtores.

— Nós podemos manter nosso estilo e usar o poder deles, Max. Só isso que eu estou dizendo.

— E eu acho que você está ficando cego com essa história de contrato com uma gravadora grande. Só isso.

Depois dessa última frase, Max colocou seus fones de ouvido e deitou na cama. BJ sabia que, pelo menos naquele momento, a conversa tinha acabado.

BJ pegou seu caderno e começou a escrever. Precisavam de quinze novas músicas e, no que dependesse dele, seriam as melhores que eles já fizeram.

♦

Depois da assinatura do contrato, BJ e Max pouco se falaram. Apenas trocaram ligações curtas para decidir sobre os horários que o produtor estava agendando. BJ não queria mais discutir. Estava deixando as coisas esfriarem um pouco. O contrato estava assinado e era uma questão de tempo para Max se acostumar com a nova situação.

O primeiro compromisso agendado foi uma sessão de fotos para divulgação. Todos da banda tiveram de ir a São Paulo, e BJ fez de tudo para evitar Max durante a viagem.

Quando chegaram ao local onde as fotos seriam feitas, foram recebidos por Bia, a assistente da fotógrafa, que começou os preparativos. Chamou imediatamente uma maquiadora e uma cabeleireira, que começaram a cuidar de Jonas. Max se sentou num sofá mais afastado e ficou se divertindo, olhando a cara de Jonas.

BJ percebeu que Max estava mais animado e menos revoltado com tudo. Mesmo assim, não quis forçar a barra e continuou distante, sempre mais junto de Renato.

— Comece a se preocupar, BJ — disse Renato. — Pelo menos nessa foto, o Jonas será o cara mais bonito da banda.

— Vai precisar muita maquiagem e creme de cabelo para vocês começarem a chegar perto da minha beleza — disse BJ, rindo de Jonas, pouco à vontade com aquilo tudo.

Max se levantou do sofá e juntou-se ao grupo.

— Só cuidado para não ficar bonito demais, Jonas, senão todos vão achar que somos uma *boyband* — disse Max.

— Você não está sabendo, Max? Não recebeu a ligação do produtor? — perguntou Renato, parando de rir. — Temos horário agendado com a coreógrafa. Faremos um passo diferente para cada música. Foi o que me falaram, pelo menos.

Todos riram.

Bia pediu para a cabeleireira ajeitar o cabelo de Renato, e Max aproveitou para se afastar um pouco com BJ.

— Eu li o contrato todo esses últimos dias — disse Max.

— Também dei uma olhada — disse BJ. Mas, na verdade, não tinha nem tirado sua cópia da mala. — Você encontrou mais problemas?

— Não. Na verdade, eu descobri que não é tão ruim assim. E acho que encontrei uma forma de manter nosso som como queremos sem precisar ir contra a gravadora.

— Como assim?

— O contrato não diz que somos obrigados a alterar nossas músicas. Eles só deixam claro que podem recusar as que não considerarem no padrão de qualidade da gravadora.

— Isso é bom. Só não entendi o que isso altera de verdade.

— Veja: nós fazemos as músicas. Se eles não gostarem, não precisamos mudar, só precisaremos fazer novas músicas. Podemos trabalhar até termos as que eles gostem e a gente também, entendeu?

BJ ainda não entendia como aquilo iria funcionar. Max continuou.

— Nós somos capazes de fazer muitas músicas boas. Algumas, eles já aprovaram sem mudança nenhuma. Ou seja, sabemos que não é impossível. Só vamos ter que produzir mais, mas isso nunca foi problema para nós.

— Entendi. Essa é uma boa saída — disse BJ. Estava realmente feliz por Max ter encontrado uma forma de ficar satisfeito com o contrato. Isso eliminaria muitas brigas e garantia que o contrato continuasse valendo. — Por mim, começamos já.

— Vamos combinar um horário assim que voltarmos para Curitiba. E falamos com o pessoal também, depois que eles terminarem de se produzir — disse Max, apontando para Jonas e Renato, que ainda estavam nas mãos da assistente e da maquiadora.

— Você também vai ter que se arrumar, Max. Não adianta escapar. Essas são as fotos de divulgação.

— Eu estou sempre arrumado. Sou desse jeito mesmo.

— Sempre dá para dar uma melhorada. Vamos lá, que eles vão pelo menos passar uma base nessa tua cara estragada.

Os dois se juntaram aos outros e logo também estavam ajeitando os cabelos e se maquiando.

A fotógrafa, Sandra Alencar, apareceu em seguida e se apresentou. BJ já tinha pesquisado sobre ela na internet e avisado a todos que ela era a fotógrafa das celebridades para capas de discos e cartazes de filmes famosos, além de fazer books de modelos com carreira internacional. Por isso, todos já estavam esperando uma mulher extremamente profissional e que sabia bem o que estava fazendo. Mas nem BJ, que tinha visto fotos dela na internet, estava preparado para a beleza de Sandra. Ela era linda, mesmo com uma maquiagem mínima. Chamava a atenção imediatamente. Certamente era mais bonita que muitas das modelos e atrizes que fotografava.

Logo BJ estava totalmente interessado, e começou a jogar seu charme. Sandra, que provavelmente estava acostumada com esse tipo de coisa, agiu naturalmente, simplesmente ignorando os olhares e os gracejos dele. Ela pediu uns últimos ajustes para Bia e voltou rapidamente para o estúdio.

Quando estavam prontos, Bia levou todos ao estúdio, que era um grande espaço aberto, com apenas uma arara de roupas no centro, onde os quatro ficaram esperando.

Antes de se juntar a eles, Sandra foi até um aparelho de som próximo a uma das paredes e colocou um CD. A música "Só um lugar", dos Desistentes, começou a tocar, e ela voltou caminhando como uma modelo na passarela.

— Eu sempre tive a curiosidade de saber se as bandas ouvem seus próprios discos — disse Sandra quando chegou perto do grupo. — Porque eu não fico admirando minhas fotos por muito tempo depois que finalizo um trabalho.

Os quatro se olharam. Provavelmente nenhum deles tinha pensado sobre isso.

BJ se lembrou exatamente de quando escreveram aquela música. Apesar de "Só um lugar" abrir o CD, foi uma das últimas músicas a ficar prontas. Ele e Max gostaram tanto do arranjo da introdução que a escolheram para ser a primeira coisa que as pessoas ouvissem dos Desistentes. BJ escreveu a letra pensando em como seria ter alguém de quem ele gostasse de verdade, porque achava impossível encontrar alguém com afinidade total. BJ se lembrou de quanto ouvia essa e as outras músicas na época em que gravaram. Poderia ouvir um milhão de vezes sem cansar. Eram tão diferentes e boas que parecia não haver razão para ouvir outra coisa. Essa música em especial tinha um arranjo incrível. Quando a primeira estrofe começava a ser cantada, o ouvinte já se sentia diferente. "Um dia vou te encontrar / Já sei quem você é / Repito seu nome em vão...".

— A gente não ouve quase nunca — disse Renato, quebrando o silêncio e o fluxo de pensamentos de BJ.

Mas Sandra ficou em silêncio, olhando para BJ, como se esperasse apenas a resposta dele para poder continuar.

— Eu ouço sempre — disse BJ. — Ainda me surpreendo com o que conseguimos fazer com essas músicas. Os detalhes de composição, os instrumentos, os arranjos. — BJ olhou para os outros, buscando uma confirmação, mas ninguém disse mais nada. — Mas é claro que a gente ouve as outras bandas também, para ver o que estão fazendo.

— A diferença é que nós ouvimos nossas músicas sempre, quando tocamos nos shows — disse Max. — Não é o mesmo que fazer uma foto. Você não refaz a mesma foto várias vezes.

— Acho que você tem razão — disse Sandra para Max. — Eu gosto muito de música. Influencia meu trabalho. Às vezes, gosto de pensar que foram escritas para mim — disse Sandra, olhando para BJ. — Eu coloquei o disco de vocês para entrarmos no clima da banda, mas se preferirem posso trocar, ou desligar.

— Pode deixar — respondeu BJ. — Música é sempre bom.

Sandra pegou BJ pela mão e o puxou mais próximo da arara de roupas.

BJ estava acostumado com as fãs, que sempre demonstravam interesse abertamente. Mas Sandra ele não estava conseguindo decifrar. Sentia que ela estava interessada, mas não conseguia ter certeza. Isso mexia ainda mais com o desejo dele.

— Minha equipe de produção preparou alguns acessórios e peças de roupa para vocês escolherem e criarmos algo mais artístico. — Ela pegou uma jaqueta roxa que já estava fora do cabide e dobrada sobre a arara. — Eu estava dando uma olhada e achei essa jaqueta maravilhosa, cheia de estilo, para dar um toque diferente. Achei que combina com você. — Ela colocou a jaqueta na frente de BJ e deu para ele segurar, esperando que ele a colocasse.

— Precisamos trocar de roupa? — perguntou Jonas.

— Nós queremos capturar a essência de vocês, mas é claro que é bom ter uma produção mais bacana — disse Sandra. — A Bia vai ajudar vocês a escolherem.

— Nós nunca usamos esse tipo de roupa — disse Max.

Sandra preferiu não olhar para Max. Mesmo dando a entender que estava respondendo a Max, encarava BJ.

— Eu entendo o sentimento de vocês, mas precisamos entender o que é real e o que é produzido. Vejam o Aerosmith, por exemplo. Eles não usam aquelas roupas o tempo todo. Só para as capas de CD e nas fotos para divulgar shows. Não andam na rua todo dia daquele jeito, mas para as fotos eles se produzem.

BJ vestiu a jaqueta roxa. Além de concordar com os argumentos, estava muito disposto a agradá-la. Jonas e Renato começaram a vasculhar os cabides com a supervisão de Bia, tentando encontrar algo que combinasse com eles. Max estava usando sua jaqueta de couro e uma camiseta branca, que eram basicamente o seu uniforme, e não achava que precisasse trocar.

— Peguem pelo menos um acessório, como um chapéu ou bota diferente — disse Sandra. — Os fãs nunca querem ver o óbvio. Isso eles já têm todos os dias. Eles vão se identificar ainda mais se vocês forem ousados. — Sandra pegou uma bota que estava na mão de Jonas. — E algumas dessas peças podem render contratos de merchandising. A gente recebe esses itens das fábricas e, se aparecerem nas fotos, podem garantir contratos exclusivos e vocês podem ganhar ainda mais dinheiro apenas usando roupas. Pensem nisso. — Sandra foi saindo, deixando-os com Bia. — Vou acertar os últimos detalhes de luz para começarmos.

Max, que não tinha nem chegado perto das roupas, se aproximou de Sandra. Via-a ajustar o tripé da câmera e depois medir a luz. Ela parecia nem notar que ele estava ao seu lado.

— Fundo branco? — perguntou ele, apontando para a parede do estúdio.

Sandra olhou sem muito interesse para Max.

— Sim. Destaca vocês e facilita as aplicações na imprensa.

— Mas fica sem identidade nenhuma. Podem pensar o que quiser da gente. E se depender daquelas roupas, podem imaginar qualquer coisa mesmo.

— Se acharem alguma coisa, já é lucro. Esse é o nosso objetivo.

Max balançou a cabeça.

— Você não se importaria se fosse considerada uma fotógrafa diferente do que é?

Sandra não respondeu, preferindo fingir que estava com pressa.

— Pegue alguma coisa na arara, que já vamos começar.

— Estou bem assim.

Max caminhou até o fundo e olhou para a câmera, como se estivesse querendo que ela tirasse logo a foto e o dispensasse.

BJ estava acompanhando tudo de longe, mas não quis se envolver. Já tinha entendido que Max não iria aceitar mexer no seu visual, e novamente se perguntou se Max não estava exagerando. Como ele poderia ter certeza de que esse não era o caminho a seguir? Talvez todo grande artista tenha tido de se sujeitar, mesmo aqueles que achamos que nunca fizeram isso. Talvez até mesmo os Ramones, com as fotos clássicas dos quatro com jaquetas de couro e jeans, encostados numa parede detonada. Será que as fotos clássicas de bandas não foram todas produzidas por um fotógrafo contratado por uma gravadora?

BJ caminhou até Max, esperando os próximos passos. Sandra sinalizou para Jonas e Renato se juntarem aos dois.

Ela fez uma primeira série de fotos, testando várias poses e formações diferentes entre os quatro, sempre tentando tirar mais espontaneidade deles. BJ se saiu melhor, por já estar mais acostumado. Jonas e Max eram os menos extrovertidos, mas mesmo assim conseguiram se soltar.

Já no finalzinho, Sandra pediu para a maquiadora tirar um pouco de brilho da testa de BJ.

— Mais uma coisa, por favor — disse Sandra, chamando Bia, enquanto a base era aplicada em BJ. — Coloca esse seu cachecol no segundo cara, por favor. Vamos ver como é que fica.

Bia tirou seu cachecol, que era bem chamativo, cor de abóbora com listras finas azuis, e colocou no pescoço de Max, que apenas ficou segurando as pontas, sem saber bem o que fazer com aquilo.

Assim que Bia se afastou, Sandra disparou a câmera várias vezes, pegando a cena de Max com o cachecol. Max logo jogou o cachecol longe, mas as fotos que ela queria já tinham sido feitas.

— Prontinho — disse Sandra, encerrando o trabalho. — Acho que temos as fotos que precisávamos.

Max ficou indignado e, assim que terminou, foi direto para a saída do estúdio sem se despedir de ninguém.

Quando BJ estava saindo para ir falar com Max, Sandra o segurou pelo braço.

— Gostei do seu jeito na frente da câmera — disse Sandra. — Queria tentar uma sessão apenas com você. Pode render muita coisa legal. Qual a sua disponibilidade hoje à noite?

— Estou completamente livre — disse BJ, sorrindo para ela.

— Combinado, então. Te espero aqui às oito.

BJ saiu, mas já se esquecera de Max.

♦

Só um Lugar
(Max — BJ)

Um dia vou te encontrar
Não sei quem você é
Mas repito seu nome em vão
Não sei onde está
Imagino seu rosto
Sorrindo em minha direção

Precisamos cruzar nossas vidas
Em só um lugar
Precisamos trazer alegrias
Em só um lugar
Quero deixar meu amor
Em só um lugar
Vou viver ao seu lado
Em um só lugar

Seu nome vou aprender
A dizer sem falar
Com um simples pensamento
Quando quero você
Só penso no amor
Sonhar é o maior sentimento

Capítulo 7

VISITA DO ALÉM

(2017)

BJ NUNCA FOI SANTO, e, depois que tudo acabou entre ele e Sandra, parece que fez questão de deixar isso ainda mais evidente. Foi como ter ativado uma chave interna, e ele passou a ser o cara mais mulherengo do planeta.

Desde o início, o que fez BJ querer ser o vocalista de uma banda famosa não eram os momentos no palco, cantando, ou no estúdio, gravando. Claro que ele adorava cantar para milhares de pessoas, mas o que ele gostava mesmo era de receber a atenção das pessoas, principalmente das mulheres. Era para elas que ele fazia os shows. Para elas se dedicava nas gravações. No momento em que subia ao palco, ficava evidente que as mulheres eram o seu alvo principal. Cada música se tornava uma forma de conquistá-las, de facilitar o que ele queria que acontecesse depois. E sempre acontecia. Era uma coisa natural, bastava estar disposto a sair com uma ou duas fãs depois do show. As festas geralmente aconteciam no próprio hotel em que eles se hospedavam. Algumas vezes aconteciam no próprio camarim.

Depois do fim do relacionamento com Sandra, as noites de show acabavam sempre da mesma forma: BJ com uma fã no quarto do hotel. Poderia ser uma fã de verdade ou uma de última hora, daquelas que nunca tinham ouvido os Desistentes e apenas estavam curtindo o momento, e que adorariam contar para as amigas que transaram com um cara famoso.

Apesar desse cenário onde aparentemente valia tudo, BJ se preocupava muito em fazer uma seleção, para não correr o risco de se relacionar com fãs muito novas, que eram a maioria, e arrumar um problema grave.

Justamente por ter tido sempre esse cuidado, foi uma surpresa quando Gabriel chegou com outra péssima notícia, complicando ainda mais a morte sossegada que BJ tinha planejado.

— A Cibelle me procurou hoje — disse Gabriel, sentando no sofá. — Nossa querida Cibelle.

— Sério? O que ela queria?

— Essa foto aqui te lembra alguma coisa? — Gabriel tirou uma foto da pasta e jogou como um frisbee para BJ, que até então estava despreocupado, lendo, deitado no sofá.

BJ largou o livro, sentou-se e pegou a foto que tinha caído no chão.

Era uma típica foto de fã. BJ, suado, sorria para a câmera, recebendo um beijo na bochecha. A garota que estava dando o beijo era a versão bem mais nova de Cibelle. O registro era antigo, e a situação em que os dois estavam era clara. Ele tinha acabado de terminar um show e Cibelle estava com ele no camarim. As paredes todas pichadas ao fundo e o jogo de sofás detonados não deixavam dúvida: o local era o Madame Min.

— Nossa, como eu estava novo! — disse BJ, olhando a foto de perto. — Lembro desse dia. Se não me engano, foi o show que encerrou a turnê do segundo disco. A Cibelle acompanhou o final, já trabalhava pra gente. Não me lembrava de como ela era nova. Bom, não me lembro de quase nada desse show, para falar a verdade.

BJ devolveu a foto.

— Eu imaginei que você não se lembraria mesmo.

— E deveria?

— Acho que sim, se nesse dia você transou com ela, que era menor de idade e agora está querendo te processar! — Gabriel estava irritado e balançava a foto enquanto falava.

— Como é que é? Que história é essa? — BJ pegou a foto da mão de Gabriel para olhar novamente.

— É isso mesmo que você ouviu. Hoje a nossa querida Cibelle apareceu lá no escritório dizendo que não aguentava mais e precisava contar uma coisa que tinha guardado por muito tempo. Chorou um monte, até que conseguiu contar que nesse dia você a chamou para a festa depois do show e vocês transaram. Na verdade, ela disse que você a forçou.

BJ passou a mão na cabeça. Ele tinha certeza de que nunca faria aquilo. Mas nunca se lembraria direito do que tinha realmente acontecido naquela festa. Ele pouco se lembrava do que aconteceu no palco, quanto mais depois do show. Olhou para o seu rosto na foto. Os olhos vermelhos, semicerrados, denunciavam que estava completamente chapado. Não se lembrava nem da foto, como saberia com certeza o que ocorreu depois?

— Só me responde: você fez isso, BJ? Pode confessar pra mim. A gente dá um jeito. Só que eu preciso saber a verdade e me preparar. Não posso ser pego de surpresa de novo.

— Não! — gritou BJ. — É óbvio que eu não fiz isso! — Do jeito que estava naquela noite, BJ não podia ter certeza. — Não que eu me lembre, pelo menos. Eu sei que estava muito chapado, mas nunca faria uma coisa dessas. Você sabe disso. Como você mesmo disse nos outros casos, ela só pode estar querendo tirar proveito da minha morte. — BJ encarou Gabriel. — Você não acredita que eu fiz isso, acredita?

— Dá para adivinhar pela foto que você não estava em condições de raciocinar. Você não acha que pode ter se descuidado nesse dia?

— Lembro que foi uma das melhores festas que tivemos. Era a final da turnê, mas nem consigo me imaginar transando com a Cibelle.

Gabriel pegou a foto e colocou novamente na pasta.

— Bom. Vou resolver isso.

— Como?

— Ela me procurou acompanhada dos pais, sem advogado, então eles devem estar interessados num acordo financeiro. E eu não posso deixar que isso vá para a imprensa. Já basta o Renato falando aquelas bobagens. Se essa história aparecer, perdemos os fãs e todo o nosso plano.

— Eu queria ter certeza.

— Não tem como. É a palavra dela que vale agora. Mesmo que você se lembrasse e tivesse certeza, não poderia aparecer em público. Você está morto, esqueceu? Além disso, faz muito tempo. E seria a sua palavra contra a dela. E você, assumindo que forjou sua própria morte, não iria ter muita credibilidade na história, concorda?

— Podemos procurar alguém que estava na festa e que viu com quem eu saí. Alguém que não estivesse tão chapado quanto eu.

— Se fizéssemos isso, a história poderia vazar. Melhor eu dar um jeito nisso.

BJ se levantou e foi para o quarto. Justamente agora que ele estava prestes a se esquecer de sua vida passada, mais problemas apareciam.

♦

Gabriel conseguiu se livrar rápido do problema com Cibelle, mas não conseguiu o mesmo com Renato. Como BJ imaginou, Cibelle não queria esse tipo de publicidade negativa e só estava interessada em dinheiro. Gabriel acertou o valor de um milhão de reais pelo silêncio dela. Mas a tranquilidade durou apenas uma semana.

Renato voltou a aparecer na mídia, dessa vez acompanhado de uma dupla de advogados que garantiram que havia uma prova de que Renato tinha formado a banda junto com Max e BJ. Gabriel continuava afirmando que era mentira e Renato não teria como provar. O que Gabriel não podia imaginar é que o descuido e a falta de memória de BJ iriam lhe dar outra surpresa.

Os advogados de Renato mandaram para alguns veículos a imagem de uma mensagem de celular que BJ tinha enviado para Renato e que estava agora anexada ao processo.

A mensagem dizia: "O que acha do nome DESISTENTES para a nossa banda?"

Nela era possível ver o remetente: "BJ". E a data: "21/6/2007".

Segundo o advogado, existiam duas evidências fortes nessa simples mensagem.

Primeiro: a palavra "nossa" deixava subentendido que a banda era deles. Ou seja, BJ atestava que Renato era um dos formadores da banda.

Segundo: a data comprovava que isso aconteceu na época em que a banda estava sendo formada, ficando evidente que, mesmo antes de a banda ter nome, Renato já fazia parte dela, diferente dos argumentos de Gabriel, que dizia que Renato foi convidado depois da criação.

Um simples SMS indicava que Renato, BJ e Max criaram juntos os Desistentes.

O maior problema foi o tratamento que Gabriel deu às acusações de Renato desde o início, ridicularizando suas alegações, afinal, tinha certeza de que não houvera nenhum envolvimento do baixista na criação da banda. BJ tinha garantido isso a ele. Então, quando essa mensagem apareceu, Gabriel passou a ser tratado pela imprensa como um enganador, e isso acabava refletindo na imagem de BJ.

Foi uma questão de tempo para que tudo isso causasse impacto nos fãs. Por mais que Renato não tivesse a maior influência na banda, ele esteve com eles desde o início, tinha certo carinho dos fãs e, principalmente, estava vivo.

BJ sempre afirmou que Renato não tinha motivo para entrar com aquele processo, mas aquela mensagem deixou-os sem defesa. Renato ficou com parte dos direitos sobre tudo o que a banda Desistentes produziu. Para piorar, a imprensa estava dando total atenção a esse fato e deixou de falar da carreira de BJ. Não comentavam nada sobre os projetos em homenagem a BJ. Nada sobre o passado. Só se interessavam pelo futuro da banda, com Renato assumindo o comando.

A publicidade negativa realmente afetou as vendas. As músicas dos Desistentes já não tocavam nas rádios, e os discos estavam encalhados.

Assim, depois de apenas vinte e sete dias passados de sua morte, BJ já estava no esquecimento. E já estava acabando o prazo que ele tinha estipulado para ficar no Brasil antes de sumir de vez.

Por causa dos problemas, Gabriel não agilizou a documentação, e o passaporte de BJ demorou um pouco mais para sair. E, quando finalmente saíram os documentos, as coisas já estavam bem diferentes do que planejaram.

— Precisamos rever nossos planos — disse Gabriel quando entregou os documentos falsos para BJ.

— Rever?

Gabriel apontou para a garrafa de uísque no balcão da cozinha e já foi preparando duas doses sem nem perguntar.

— Sim, as coisas mudaram completamente. Perdemos um milhão para calar a boca da Cibelle, e todo esse problema com o Renato atrapalhou as negociações que eu estava fazendo. Cancelaram o lançamento do box, do qual já tinham prometido um adiantamento, e sobrou apenas um contrato para uma coletânea. Será um CD simples, nada de caixa especial. O documentário foi cancelado. Sem falar que Renato deve ganhar na Justiça o direito sobre uma parte do que for lançado também.

— Essa merda toda está acontecendo apenas por causa do idiota do Renato?

— Sim. Mas o interesse esfriou um pouco também.

— E o livro?

— Eu já tinha sondado um escritor bacana para fazer, mas ele desistiu depois de todas essas notícias.

Gabriel trouxe o copo para BJ e sentou-se ao seu lado.

— Poucos motivos para brindar, então? — falou BJ.

— Eu diria que nenhum.

Os dois ficaram em silêncio por um tempo.

— E qual é o nosso plano B? — perguntou BJ.

— As suas reservas financeiras não são muitas, e os ganhos futuros tendem a ser menores do que esperávamos. O plano de mudar de país só poderia continuar se você aceitasse trocar a Inglaterra pelo Paraguai. Acho que o mais indicado é ficar por aqui mesmo, em alguma cidadezinha do interior, onde ninguém vai te reconhecer. Quem sabe um sítio.

— Você está louco, Gabriel? — BJ se levantou, virou o resto do uísque e foi buscar mais uma dose. — Eu entrei nessa para me dar bem! Ninguém finge que morreu para viver no meio do nada. Você acha que o Elvis foi criar galinhas? Você sempre deixa sua estupidez florescer nos piores momentos.

Gabriel baixou a cabeça e ficou olhando para o chão.

— Não tem chance nenhuma de eu fazer isso — continuou BJ. — Eu não vou aceitar isso. Prefiro desmentir tudo.

— E mandar a gente para a cadeia? É isso o que você quer? Elvis não faria isso. Ele não *fez* isso. Sabe por quê? Porque é maluquice. Agora não tem mais volta, BJ. A gente vai para a cadeia se você aparecer, não se esqueça!

— Para você é fácil falar! Você ainda está vivo, livre para andar por aí!

— Não venha me jogar a culpa! Foi você que, como sempre, meteu os pés pelas mãos. Mandou essa porra de mensagem para o Renato e nem lembrou de me contar. Você não tem noção das coisas. Eu sempre te aguentei, mas agora está cada vez mais difícil. Você só quer aparecer. E fica um pé no saco quando não consegue ser o centro das atenções. Só que agora, meu amigo... Você vai ter que aprender a desaparecer de verdade. Sumir para sempre.

Gabriel estava irritado de verdade.

— Comece agora mesmo, sumindo da minha vida também! Acho bom você achar um lugar para viver. Não vou ficar mais com você no meu apartamento. Até mesmo porque o plano nunca foi esse.

Gabriel continuava irritado. E BJ não ficava atrás.

— Eu vou sair daqui, não se preocupe — disse BJ. — Só achei que você iria manter o combinado e me mandar para Londres.

— Eu também me dei mal. Achei que iria administrar a morte de um ídolo famoso, só que agora tenho que administrar um artista frustrado, burro, com acusações de estupro, fama de caloteiro, mas que, mesmo assim, se acha melhor que todos. Você sempre foi um bosta e sabe disso! Eu também deveria saber, e não ter jogado minha reputação no lixo por tua causa!

— Não se preocupe. Fique com sua reputação!

BJ bateu o copo no balcão e foi para o quarto. Ele deveria ter imaginado desde o momento em que se conheceram. Gabriel sabia muito bem ficar do lado de quem estava lhe dando dinheiro e não se preocupava nem um pouco com o que era certo ou errado. Muito menos se preocupava com as outras pessoas. Gabriel sempre achou Max melhor do que ele, como todo mundo.

Agora BJ estava sozinho. Era hora de Elvis realmente deixar o prédio.

♦

Texto extraído do site "Nação Desistente":

História por trás da música "Por Favor"
Por Cibelle Pereira

Por favor
(Max — BJ)

Se você sabe como me tirar daqui
Me tira, por favor
Se você sabe
Acabe
Com essa dor

Se você sabe como me fazer mudar
Me faça, por favor
Se você sabe
Acabe
Com meu amor

Se você sabe como me impedir
Me impeça, por favor
Se você sabe
Acabe
Com essa dor

Se você sabe que precisa me ferir
Me machuque, por favor
Se você sabe
Acabe
Com meu amor

Se você sabe como me matar
Me mate, por favor
Se você sabe
Acabe
Com essa dor

Se sabe, por favor
Acabe
Com essa dor
Se sabe, por favor
Acabe
Com meu amor
Se sabe, por favor
Acabe
Com essa dor
Se sabe, por favor
Acabe
Com meu amor

Uma coisa que poucas pessoas sabem é que BJ demorou para começar a usar drogas.

Todos sabem que BJ já bebia muito na faculdade, mas chegar à conclusão de que também usava drogas nesse período é um grande erro. Claro que BJ bebia quando a banda começou, mas nada comparado ao que passou a beber depois.

No início, quem mais bebia na banda era o Renato. Até é difícil lembrar de algum show dos Desistentes em que Renato não estivesse bêbado. Todo mundo deve se lembrar do grande fiasco que foi o Lollapalooza de dois anos atrás, quando ele quase não conseguiu ficar de pé e atrasou a entrada da banda, causando vários problemas.

Jonas sempre foi usuário de maconha, e defensor da descriminalização. Ele nunca escondeu isso. Mas Jonas sempre usou de forma discreta e nunca deixou isso atrapalhar a banda.

Max e BJ eram estudantes de faculdade, e, talvez por isso, sempre estiveram associados a um estilo de vida rebelde. Mas eu posso garantir que nos primeiros shows, e nas primeiras festas de que eu participei, nunca vi BJ usando nenhum tipo de droga. Mesmo o consumo de bebida era bem pouco.

O problema de BJ com drogas começou quando eles já estavam no segundo ou terceiro disco.

Não sei como e quando exatamente ele começou a usar, mas na turnê do primeiro disco ninguém usava nada.

Especula-se que o estopim foi a saída de Max, mas eu tenho a convicção de que o verdadeiro motivo foi o relacionamento com Sandra Alencar, antes de o segundo disco ser lançado. Vocês se lembram de como eles eram retratados como o casal perfeito. Quem disser que não imaginava os dois casados e felizes só pode estar mentindo. Eram o símbolo do relacionamento ideal entre famosos. Participaram de vários programas de TV juntos, foram convidados de honra em várias festas e marcaram presença no réveillon de Copacabana e nos shows do Metallica e do Ozzy.

Porém, como num passe de mágica, tão rápido quanto começaram, os dois se separaram sem nenhuma explicação. Nunca mais foram vistos juntos, e não demorou muito para Sandra aparecer com outra pessoa, um amigo de infância.

Segundo eu pude confirmar, BJ escreveu a letra da música "Por Favor" exatamente quando eles terminaram, na época em que estava escrevendo músicas para o segundo disco. E um colega que já trabalhava com a banda me disse que foi nessa mesma época que ele percebeu que BJ começou a se drogar.

E o motivo não era a saída de Max, pois ele ainda estava na banda.

Segundo esse meu ex-colega, a letra de "Por Favor" retrata bem o momento em que BJ se desiludiu totalmente da vida amorosa e se tornou uma pessoa sem apego nenhum. Ele começou a sair com mais fãs, e com várias mulheres ao mesmo tempo. Isso acabou trazendo ainda mais problemas para ele, como bem sabemos. Alguns integrantes da equipe comentaram que depois de um tempo BJ até começou a chamar essa música de "Cocaína", mas não sei se é verdade. O fato é que a letra tem duplo sentido. Pode ser entendida como o uso da droga para acabar com um sofrimento, mas também como o apelo a alguém especial que poderia salvá-lo da tristeza.

A saída de Max aconteceu logo em seguida e, com certeza, deixou tudo pior. Mas quem viu de longe associou exclusivamente com esse fato. Na minha opinião, sinceramente, pode até ter sido uma mistura dos dois fatos, mas acho que nunca terei uma prova.

Assim como só BJ sabe qual foi o primeiro dia em que cheirou cocaína, só ele e Sandra sabem o que realmente aconteceu para o fim do relacionamento. O que temos são dois boatos que ninguém até hoje conseguiu confirmar.

O primeiro é que, quando Sandra viajou para fora do Brasil, BJ acabou ficando com Bia, assistente de Sandra, numa festa regada a muitas drogas e bebidas. O que reforçaria essa versão é que Bia deixou de ser assistente de Sandra Alencar logo depois.

O segundo boato é mais pesado. Diz que Sandra ficou grávida de BJ e não comentou nada com ele. Fingiu que tinha uma viagem para fora do país, mas, na verdade, foi fazer um aborto. Algum tempo depois da sua volta, BJ descobriu a verdade e ficou decepcionado. Ele realmente gostava dela e não entendeu por que ela não quis manter a gravidez. Ele estaria disposto a se casar e cuidar da criança, mas ela disse que não queria ter um filho de pai alcoólatra e viciado em drogas.

Essa versão explicaria o amigo de infância com quem Sandra saiu algumas vezes depois, que não foi um namorado de verdade, mas sim um ombro amigo num momento difícil.

Independentemente de qual boato seja verdadeiro, ou se a história verdadeira é ainda outra, o real é que o vício de BJ se intensificou bastante nessa época. E a letra de "Por Favor" mostra bem essa angústia de querer acabar com a dor que BJ estava sentindo por perder a mulher que amava.

Capítulo 8

TROPEÇANDO

(2008)

— COMO ESTÁ INDO COM A SANDRA? — perguntou Gabriel.

Ele e BJ tinham terminado o jantar, mas continuavam tomando algumas cervejas. Max preferiu voltar para o hotel, dizendo que precisava curar uma dor de cabeça. A verdade é que ele não gostava de passar muito tempo com Gabriel.

— Indo — disse BJ. — A gente se dá bem.

— A imprensa está adorando. Vocês são o casal do momento.

— Acho que sim — respondeu BJ, bem-humorado.

— Fotógrafas são interessantes e exóticas, e isso atrai as pessoas. Já reparou em como essa é uma profissão masculina? É como *chef* de cozinha ou estilista. A gente até vê mulheres fazendo isso, mas a grande maioria são homens.

— Não tinha parado para pensar nisso.

— Por isso, quando aparece uma mulher nessa profissão, e ainda por cima linda como ela, chama mais a atenção.

— Achei que o mérito era meu — disse BJ, brincando.

— De forma alguma. Você não é ninguém perto de uma mulher bonita e fotógrafa. Lembre-se disso — disse Gabriel, rindo também. — Hoje você vai se encontrar com ela?

— Não. Acabamos nos desencontrando. Ela tinha uma viagem marcada.

BJ sentia saudades de Sandra. Apesar de ter começado apenas com alguns encontros casuais, o relacionamento deles tinha ficado cada dia mais forte. Os dois se divertiam muito juntos e, quando ela não estava, BJ sentia que perdia um pouco a graça de fazer as coisas. Mas Gabriel não sabia disso e estava disposto a animá-lo.

— Então vamos aproveitar para curtir um pouco. Conheço as melhores festas da cidade.

BJ não disse nada e nem se empolgou. Gabriel percebeu e mudou o tom da conversa.

— O que está acontecendo, BJ? Sei que ainda não somos grandes amigos e você me vê apenas como um produtor, mas queria muito que você me visse como o cara que pode te ajudar. O problema ainda é alguma coisa com o contrato e as novas músicas?

BJ não estava disposto a envolver seus sentimentos por Sandra na conversa. Gabriel estava ficando cada vez mais próximo, mas realmente era apenas o produtor da gravadora, então BJ preferiu manter a conversa em um nível profissional, falando sobre a banda e Max.

— É um pouco isso, mas não vejo que o problema seja seu, ou meu, ou de ninguém — desconversou. — Tudo o que eu sempre quis está acontecendo. Gosto de tudo que está relacionado a isso.

— Mas Max é diferente?

— Não que seja diferente. Ele tem outras preocupações, e eu respeito. Só queria poder curtir as minhas coisas sem ter que ficar me preocupando e contornando problemas.

— Não se incomode com isso. Lembre que sou eu quem tem que se preocupar com a banda. Esse é o meu trabalho.

— As entrevistas estão acontecendo, as participações em programas. E Max acha que é muito cedo, que deveríamos trabalhar mais no segundo disco antes de aparecer tanto. E deixa isso claro na forma como trata os jornalistas e aparece nas entrevistas. Acabam querendo que apenas eu fale. E tenho ganhado mais destaque na imprensa por causa da Sandra também.

— Você é o vocalista. Precisa cuidar da sua imagem, e é natural aparecer mais. Você é a cara da banda. E, agora, você é o namorado que toda mulher queria ter. Todo mundo está esperando ver o casamento de vocês. Você é a estrela agora, BJ. É o seu momento.

— Talvez seja, mas às vezes não sei como lidar com isso.

— Eu vou falar a verdade. Eu acho que você deveria assumir o controle das coisas. Você é o cara que escreve as músicas que as fãs cantam, você é a parte importante.

— Max compõe todas as músicas. Não se esqueça disso.

— Sua parte é tão importante quanto. Ou mais.

BJ ficou pensando naquilo por um tempo antes de continuar.

— Acho que as pessoas precisam ter uma relação legal com a banda — disse BJ. — Eu sempre fui fã de alguma banda. Sei como é. Você fica imaginando como é a vida da pessoa, fica fantasiando como ela é no dia a dia, como lida com as coisas e aproveita o sucesso.

— Claro. E você tem que dar coisas para os fãs fantasiarem ainda mais, para que sonhem com você e a vida que você leva. Eles querem saber da sua vida, então você precisa dividir uma parte com eles.

— Atualmente a minha vida tem sido ficar no meio da briga entre Max e vocês.

— Você tem que relaxar, BJ. E eu sei como você pode fazer isso da melhor maneira possível. — Gabriel piscou, dando sinal de que tinha algo mais a falar, mas não ali. Fez sinal para o garçom e acertou rapidamente a conta. — Vamos esquecer por um tempo desses problemas. Eu sei exatamente o que você precisa e onde conseguir.

Pegaram um táxi e foram para uma das festas que Gabriel sabia que estavam acontecendo, em uma cobertura no Morumbi.

Tudo era bem diferente do que BJ conhecia. Homens de terno e mulheres com vestidos elegantes, que evidentemente tinham saído dos seus trabalhos em grandes empresas e tinham ido direto para lá.

Gabriel não conhecia todo mundo, mas apresentou todos os seus colegas para BJ. Eram profissionais de gravadoras, agências de notícias, jornais e agências de propaganda. Mas, mesmo Gabriel se esforçando para evitar que BJ se sentisse deslocado, ele não conseguia fazer parte daquilo. BJ não sabia como se comportar e menos ainda entendia dos assuntos de que falavam. Era uma animação diferente, programada, falando o que os outros queriam ouvir e nunca o que realmente queriam dizer.

— Pessoal, esse é o BJ, vocalista dos Desistentes — disse Gabriel a uma rodinha de amigos. — A banda que eu estou produzindo.

BJ sorriu para eles, sem saber direito como cumprimentá-los.

— Dessa vez você aposta todas as fichas também? — perguntou um dos homens.

Gabriel deu uma risada sem graça enquanto olhava para os outros e depois para BJ.

— Ele está tirando sarro de mim porque eu apostei todas as fichas em que a última banda que eu produzia iria estourar.

— E a verdade é que eles implodiram — disse o homem, arrancando risadas de todos, inclusive Gabriel.

— Você precisa contar a história toda. Não foi culpa minha. O vocalista desenvolvou síndrome do pânico pouco antes do lançamento e não conseguia mais fazer shows. Foi uma fatalidade — disse Gabriel, explicando mais para BJ do que para o resto do grupo.

— Você não vai pirar também, vai? — perguntou um homem para BJ, que apenas sorriu e balançou a cabeça.

— Que estilo de música vocês fazem? — perguntou alguém.

Quando BJ explicou, o assunto já tinha perdido o interesse. Um novo participante chegou à roda de amigos falando de um contrato comercial importante que tinha fechado e propondo um brinde. Todos pegaram suas bebidas e BJ ficou perdido no meio da conversa.

Depois de um tempo, BJ estava isolado num canto, e Gabriel se juntou a ele.

— Não está curtindo?

— Eu não consigo entender essa galera.

— Você não precisa entender — respondeu Gabriel. — Não é por causa deles que eu trouxe você aqui. Vou te mostrar a verdadeira festa.

Gabriel puxou BJ pela manga da jaqueta e o guiou até um quarto da cobertura. Tirou do bolso um pequeno frasco com pó branco.

— Isso é o que deixa todo mundo bem por aqui.

— Eu não sei se curto essa parada — disse BJ.

— Você já usou?

— Nunca.

— Então você tem que me dizer depois.

Gabriel pegou uma porção com uma pequena espátula e enfiou na própria narina, cheirando primeiro.

Em seguida, pegou uma porção igual e passou para BJ.

— Se você não se sentir melhor com isso, eu prometo que não ofereço mais.

— Você acha que isso resolve alguma coisa?

— Cara, isso resolveu todos os meus problemas até hoje — disse Gabriel. — Não falha nunca. E pode ficar tranquilo, que é totalmente controlável. Eu só uso quando preciso dar uma relaxada e pensar melhor.

— Não sei, não...

— Você viu aquela galera lá fora. — Gabriel apontou para a porta. — Eles são os executivos mais bem pagos das empresas mais bem-sucedidas dessa cidade... deste país! Eles têm problemas graves para resolver todos os dias. Pressão bem maior que a nossa. Esses momentos são para relaxar e aliviar. Nada de mais.

BJ ainda estava na dúvida, mas apenas olhou para Gabriel com a cabeça um pouco inclinada.

— Se você não quiser, tudo bem. Só pensei em ajudar a aliviar o dia e esquecer um pouco os problemas.

Gabriel colocou a porção que tinha separado para BJ de volta no frasco e fez um movimento em direção à porta, mas BJ o segurou pelo braço.

— Vou experimentar só um pouco.

Gabriel passou o frasco e a espátula para ele. Dessa forma, BJ ficava à vontade para decidir quanto queria provar.

Quando os dois voltaram para a sala, a festa parecia ter mudado de clima. BJ conseguiu se enturmar com um pequeno grupo de produtores de cinema que falavam sobre um novo filme. O assunto girava em torno da parte técnica, custos e projetos de incentivo fiscal, e BJ não entendia nada disso, mas conseguiu interagir e até deu palpites sobre locações e *casting*.

BJ ficou na dúvida se a festa tinha realmente melhorado ou se era o efeito da cocaína, que Gabriel havia prometido. Depois de um tempo, mais pessoas se juntaram e começaram a falar sobre como é medido o resultado de peças de teatro no Brasil. Então BJ teve certeza de que era a droga fazendo a diferença.

Gabriel interrompeu, batendo no ombro de BJ.

— Você não vai acreditar quem está aqui.

— Sua mãe? — BJ deu uma grande risada.

— Você parece que está bem, não está?

— Melhor impossível. Mas quem está aqui?

— Aquela assistente gostosa da Sandra. Chegou agora há pouco. Como é mesmo o nome dela?

— Bia.

— Isso. Ela está muito doida e está louca para te encontrar. Perguntou de você várias vezes. Acho que está a fim de algo a mais com você.

— Não vou me meter nisso. Nem pensar!

— Essa menina não vai nem lembrar de nada amanhã. E, se lembrar, não vai querer perder o emprego. Impossível ela comentar alguma coisa com a Sandra. Esse pessoal está acostumado com isso.

— Não quero encrenca, Gabriel. A Sandra é importante para mim.

BJ tinha ficado sério. Era evidente que Gabriel não entendia o interesse real de BJ por Sandra.

— Não quer mesmo, BJ? — certificou-se Gabriel.

— Claro que não.

— Então vamos fazer o seguinte. A gente vai até lá e você apenas me apresenta oficialmente e faz a minha moral. Quando você dispensar, eu fico com ela.

BJ olhou para Gabriel, duvidando que fosse funcionar.

— Vamos lá! — disse Gabriel, puxando BJ pelo braço. — Não vai ter erro. E não vai dar nenhum problema pra você.

BJ e Gabriel ficaram um tempo conversando com Bia. Era mesmo evidente o interesse que ela tinha, mas BJ não estava disposto.

Gabriel sugeriu que os três fossem até o quarto para cheirar mais um pouco. Depois que todos se serviram, BJ entendeu que devia deixar os dois no quarto, mas pediu para levar o pequeno frasco com ele. E passou uma noite indescritível sozinho.

♦

Se BJ precisasse dizer o momento em que tudo mudou na sua vida, não precisaria pensar muito. Nos meses seguintes à assinatura do contrato com a gravadora foi que o caos se instalou, desencadeando a sequência de acontecimentos que o levaram a fazer o que fez. Por um tempo ele tentou se iludir de que o problema com Sandra tinha sido a causa de tudo, mas percebeu que isso também se devia à relação complicada entre Max e a gravadora. Foi como dominós caindo em sequência, e BJ simplesmente não tinha como fazer parar. Estando no centro de tudo, ele não conseguia enxergar o que estava acontecendo à sua volta. Estava no olho do furacão, sem condições de perceber que seu mundo estava sendo destruído.

Nos dois meses seguintes, mesmo com a agenda repleta de compromissos, shows, sessões de fotos e entrevistas, BJ e Max conseguiram compor as quinze novas músicas que a gravadora havia solicitado. BJ estava muito empolgado, porque tinha realmente gostado das novas músicas. Elas eram ainda melhores que as do primeiro disco.

Parecia tudo perfeito, mesmo com o problema que tiveram com a foto de divulgação, que já era de esperar. A gravadora usou aquela foto em que Max aparecia com o maldito cachecol cor de abóbora. No fundo, BJ sabia que Sandra tinha escolhido aquela foto de propósito, mas nunca a questionou sobre isso e nem comentou com ninguém.

A sorte foi que Max estava tão empolgado com as músicas novas que não se importou com o problema da foto por muito tempo. A qualidade das músicas seria mantida, e isso era o que realmente importava.

Mas o problema foi que a gravadora tinha outra ideia sobre isso.

Depois que entregaram as novas músicas, Gabriel marcou uma reunião para conversarem pessoalmente. Mais uma vez eles estavam na sala de reuniões, com um novo relatório sobre a mesa.

— Estou aqui com a avaliação da equipe técnica — disse Gabriel, olhando para as várias páginas do relatório dentro da pasta. — Em primeiro lugar, quero deixar claro que eu adorei todas as músicas novas. Já tinha até comentado com vocês quando recebi os arquivos. — Gabriel fez uma pausa. — E o pessoal aqui da gravadora também gostou... de duas.

Max e BJ se olharam, surpresos.

— Como é que é? — disse Max. — Você disse isso mesmo? Que só gostaram de duas? Foi isso que a gente ouviu?

— Mas a grande vantagem é que dessa vez eles pediram mudanças bem pequenas nas outras treze. Vocês vão ver que são coisas bobas.

Gabriel passou o relatório para BJ, que estaria mais aberto a analisar as alterações. BJ leu tudo e ficou incomodado. Eram mudanças pequenas, mas que descaracterizavam as músicas. Por outro lado, não queria criar caso por isso, sabendo que poderia deixar Max ainda mais irritado.

Max deu uma olhada rápida no relatório, ainda na mão de BJ. Depois de ler algumas páginas, levantou e saiu da sala sem dizer uma palavra.

BJ se levantou para ir junto, mas, antes de sair, parou para se despedir de Gabriel.

— Desculpe o jeito do Max. Eu vou falar com ele.

— Por favor, faça que ele entenda que é para o bem de vocês — disse Gabriel, acompanhando BJ até a porta e entregando o relatório que tinham deixado sobre a mesa. — E que é bom para os negócios. Queremos fazer sucesso, não queremos?

BJ concordou e saiu para tentar alcançar Max.

Na viagem de volta, Max pediu para não falarem a respeito até o dia seguinte, e marcou um horário para trabalharem nas músicas.

Quando BJ chegou para repassarem tudo o que estava no relatório, Max já estava um pouco mais calmo.

— Vamos rever as alterações — disse BJ, abrindo o relatório.

— Já te falei que, pelo contrato, não somos obrigados a fazer essas alterações. Então, esquece o que eles pediram para alterar. Não quero nem saber o que eles acham.

— Mas a gente pode ajustar um pouco e pedir a aprovação deles novamente.

— As músicas estão boas como fizemos, mas eles não gostaram — respondeu Max. — Então vamos fazer novas músicas ao invés de mexer nessas. — Max sentou na frente do seu computador e começou a mexer aleatoriamente nos seus programas.

— Mas, Max, tem algumas músicas que é só mudar coisinhas simples. Está aqui no relatório.

— Se mudarmos, não serão mais nossas. Serão as músicas deles. Prefiro que elas continuem sendo nossas.

Max terminou de falar e colocou o fone.

O contrato estabelecia a necessidade de ter vinte músicas aprovadas para selecionarem as que entrariam no disco. Eles poderiam criar novas quantas vezes quisessem, desde que no final tivessem as vinte.

E assim começou o processo, que se estendeu por longos e trabalhosos meses. Eles criavam novas músicas. Os produtores aprovavam algumas e pediam para alterar as outras. Max se recusava. Produziam mais uma grande quantidade, a gravadora pedia para alterar, Max se recusava e preferia fazer mais algumas novas.

Max e BJ criaram músicas suficientes para vários discos, mas que não estavam suficientemente boas para a gravadora.

O que normalmente levaria dois ou três meses já estava se arrastando por quase oito.

Nesse período, a banda continuou fazendo shows, apesar dos ânimos exaltados. A gravadora passou a marcar um volume absurdo de shows. Essa era a forma que eles encontraram para se vingar de Max, mas acabaram atingindo toda a banda. Renato e Jonas estavam quase desistindo. BJ não sabia mais como lidar com os produtores e a gravadora.

Gabriel, que não conseguia contornar a situação com Max, resolveu usar BJ para resolver o problema de qualquer maneira.

— O que vocês estão fazendo é um desperdício de tempo e dinheiro. A gravadora gosta muito do trabalho de vocês. Principalmente do seu envolvimento no processo, mas estão muito irritados com Max.

— Eu não sei mais o que fazer. Até eu estou me irritando, mesmo ele sendo o meu melhor amigo.

— A gravadora me deu um prazo para resolver a situação, do contrário, vão acionar o departamento jurídico. Eu sinceramente acho que não precisamos chegar a esse ponto, BJ. Max está atrapalhando o lançamento da banda. Ele está sendo egoísta. Se ele não está satisfeito, deveria sair.

Mesmo entendendo o ponto de vista de Gabriel, BJ rejeitou a sugestão.

— Calma — disse BJ. — Max é parte fundamental disso tudo. Eu vou tentar falar com ele.

De qualquer forma, BJ tinha noção de que a sua grande oportunidade estava ameaçada por uma birra de Max com os produtores. Ele tentou convencer Max, mas ele estava irredutível. Parecia gostar da provocação. Era como se gostasse de mostrar que era capaz de produzir inúmeras músicas. Deixava claro que não iria permitir que ninguém da gravadora metesse o dedo em qualquer uma das suas composições. Preferiria desistir de tudo.

Quando faltava apenas uma música ser aprovada, a situação chegou ao limite. No fundo, BJ achava que Max estava fazendo de propósito. Talvez ele quisesse que o contrato fosse cancelado para poder voltar a lançar os discos de forma independente, tendo o controle de tudo. Mas não foi isso o que ele conseguiu.

A gravadora sabia que tinha um bom material e não seria por uma música que iriam rescindir o contrato.

Depois de recusarem a última música várias vezes, decidiram completar com uma música que eles mesmos alteraram. Era uma que fazia parte das primeiras opções apresentadas, para a qual os produtores só tinham pedido um pequeno ajuste no refrão.

Assim como Max usou o contrato, a gravadora também usou. Todas as músicas apresentadas, aprovadas ou não, passavam a ser propriedade da gravadora. E não existia nada no contrato que impedisse a gravadora de cortar esse material. Então os produtores simplesmente eliminaram uma parte da letra e a música foi aprovada.

♦

BJ tinha recebido um recado de Max para se encontrarem na casa dele. Achava que Max estaria mais calmo, mas logo percebeu que estava enganado. BJ nem chegou a entrar no estúdio e Max começou a falar alto, com raiva, uma palavra de cada vez.

— EU! ESTOU! FORA!!!

Max estava realmente irritado e decidido, mas BJ não queria acreditar. Esperava que Max esfriasse a cabeça para ver que aquela não era a melhor decisão.

— Calma, Max! Eles só querem que a gente lance nosso disco o mais rápido possível. Já demoramos demais e só estava faltando uma música.

— Nosso disco? Aquela música não é mais minha! Não é nosso disco! Eles mudaram sem a gente saber, agora é deles! Você não entende? Eu não quero fazer parte deles. Eu quero fazer parte dos Desistentes, a nossa banda. Eu estou fora dessa gravadora.

— Não tem como sair da gravadora.

— Então eu saio da banda. Só sei que eu estou fora.

BJ não sabia o que fazer. Não queria discutir com Max, mas também não iria jogar tudo pela janela só porque uma das músicas do disco teve o refrão cortado pela gravadora. Entendia que Max tinha seus princípios, mas achava preciosismo demais da parte dele. Era apenas uma música em vinte.

Mas Max não estava disposto a aceitar, e BJ não conseguiu fazê-lo mudar de ideia. Assim que saiu, ligou para Gabriel pedindo ajuda. Gabriel pegou o primeiro voo para Curitiba no dia seguinte.

— Max está decidido a sair. — BJ estava nervoso. Uma mistura de raiva e medo, por não saber o que aconteceria com ele e com a banda.

— Fique tranquilo. A gente vai resolver. — Gabriel estava calmo, como se já esperasse aquilo.

— Acho que não tem como. É o fim dos Desistentes.

— Eu vou tentar resolver essa confusão com Max, mas você precisa saber de uma coisa. A gravadora já está de saco cheio dele. Estavam até pensando em cancelar o contrato. Se você continuar com a banda, o contrato ainda vale. As músicas estão prontas. Os Desistentes não precisam acabar simplesmente porque o Max quer sair da gravadora ou da banda.

— O que você quer dizer?

— Que você não precisa pular de um prédio só porque seu amigo disse que quer pular.

BJ se sentia dividido. Achava que deveria ficar do lado de Max, defendendo o trabalho deles, mas ao mesmo tempo achava que Max exagerava. Gabriel tinha razão. Até que ponto ele deveria abrir mão de tudo por causa de princípios que ele até podia respeitar, mas que não eram os dele? Gabriel percebeu que BJ estava considerando essa possibilidade.

— E tem mais — disse Gabriel. — As músicas também são suas. Ele não pode decidir sozinho, nem te obrigar a jogá-las fora.

BJ começou a ficar um pouco mais tranquilo.

— Confie em mim. Dará tudo certo — disse Gabriel.

Nos dias seguintes, BJ ainda tentou falar com Max, mas ele não estava disposto a ouvir. A gravadora marcou três reuniões para acertarem as diferenças, mas Max só compareceu à última, quando assinou seu rompimento de contrato e oficializou sua saída da banda.

O segundo álbum foi lançado sem Max, mas com as músicas dele. O contrato dizia que os direitos sobre a divulgação das músicas eram da gravadora. Assim, mesmo reconhecido como compositor e recebendo direitos autorais, Max não poderia divulgar ou tocar nenhuma delas, já que estava fora da banda e da gravadora. Mesmo as dezenas de músicas que foram rejeitadas pertenciam à gravadora, que tinha os arquivos originais e os protocolos de entrega assinados. Max não tinha mais nada.

Ele ainda tentou, por alguns anos, ganhar na Justiça o direito de ter suas músicas de volta, mas não conseguiu. O contrato era bem específico e o departamento jurídico da gravadora era excelente.

O segundo disco dos Desistentes foi um sucesso. As músicas de Max fizeram BJ se transformar no astro que sempre sonhou ser. BJ ganhou cada vez mais evidência, e Max simplesmente sumiu.

E, por um bom tempo, BJ acreditou que estava melhor sem ele.

Capítulo 9

TÚMULO

(2017)

BJ ACORDOU ASSUSTADO, sentindo-se claustrofóbico. Ele já estava morto há um bom tempo, mas ainda não totalmente acostumado com a ideia. Como costumam dizer: nunca estamos preparados para a morte. E o seu novo lar não ajudava nem um pouco a melhorar a sensação. O apartamento era muito pequeno. Não dava nem para comparar com os quartos de hotel de luxo onde ficava durante as turnês, e muito menos com o apartamento que deixou para trás. Tinha uma sala conjugada com a cozinha, quarto e banheiro.

BJ foi até o banheiro. Olhou sua cara no espelho e não gostou do que viu. Naquele dia, fazia três meses que estava morto.

Abriu uma gaveta embaixo da pia, puxou uma toalha e cobriu o espelho.

— Melhor você ficar aí atrás.

Não queria mais ficar vendo em que se tinha tornado. Não sentia mais orgulho do que via, mas também não precisava mais se preocupar com o visual. Esse era o seu verdadeiro futuro. Uma pessoa sem rosto, sem vida e sem planos.

Viver a vida é fácil. Você convive com outras pessoas, até chama algumas de amigos e conta com eles nas situações difíceis. Mas viver a morte é mais difícil. Você está totalmente sozinho, sem poder fazer nada do que fazia antes.

Ninguém pensa em como ficará depois de morrer, porque realmente não interessa. Tem que simplesmente esquecer da sua vida passada e focar no futuro. Mas para BJ estava sendo o oposto. Estar morto significava refletir sobre todas as merdas que fez na vida.

BJ tinha deixado o apartamento de Gabriel havia alguns dias e estava tentando se adaptar. Não poderia ir para Londres, mas também não iria seguir a sugestão do seu ex-empresário, ex-amigo e ex-colega de apartamento. Ele precisava ficar num local onde pudesse se misturar com as pessoas sem ser notado. Um lugar onde ninguém se importa com ninguém. Por isso, decidiu sair de São Paulo e voltar para sua cidade natal. Curitiba era o lugar perfeito.

Gostava do fato da cidade ser reservada, com pessoas fechadas. Mas com o tempo passou a pensar que Curitiba é uma grande concentração de pessoas que se acham mais especiais que as outras, e é por isso que não se misturam. E nada melhor para se esconder do que ficar no meio de um bando de gente que não quer te reconhecer.

Mesmo assim, BJ cuidava para não dar bobeira. A barba e o cabelo já estavam bem compridos, e ele adotou um estilo de vida digno de um morto-vivo. Andar no meio das pessoas ainda lhe dava medo, então ele quase não saía.

Em casa, BJ tinha o que precisava para se manter morto. Passava grande parte do tempo ouvindo o rádio, e o resto, no computador. Além disso, tinha a companhia dos discos e livros que tinha separado.

A grande vantagem da morte é oferecer tempo de sobra e nenhum compromisso. Vendo por esse ângulo, essa é a melhor forma de viver. Todo mundo deveria experimentar morrer pelo menos uma vez na vida.

O lado ruim é que você acaba preso a uma rotina deprimente. Levantar e não ter nada pra fazer. Comer e não ter nada pra fazer. Ler e não ter nada pra fazer. Ouvir o rádio e não ter nada pra fazer. Dormir, acordar e repetir tudo outra vez, sem ter nada pra fazer.

Na sua vida passada, BJ fazia muita coisa. Ia a restaurantes, frequentava lugares com muitas mulheres bonitas e até podia transar com essas mulheres. Bebia, usava drogas, se divertia. Mas agora era tudo diferente.

Pelo menos, drogas e bebida não faziam mais falta na vida de BJ. No período que passou na casa de Gabriel, tinha conseguido parar de cheirar. E, depois que foi morar sozinho, cortou também a bebida. Mais um ponto positivo para a morte.

O maior problema ainda era sair de casa. BJ saía bem cedo ou bem tarde, quando não tinha tanta luz do dia e havia poucas pessoas na rua. Mesmo assim, quando percebia que alguém estava olhando em sua direção, BJ virava ou cobria o rosto e saía o mais rápido possível. Às vezes enxergava rostos que pareciam conhecidos. Seu coração começava a bater mais forte, e tinha de voltar para casa. BJ era um fantasma que se assustava com as pessoas. Porém, mesmo com medo, ele gostava de andar pelas ruas. Não que ele precisasse sair, fazendo tudo pela internet. Mas tinha um lugar ao qual ele fazia questão de ir.

BJ descobriu uma loja de discos usados no centro da cidade. O que chamou sua atenção foi o nome da loja: Graceland. E, quando virou cliente, descobriu outro fato ainda mais curioso: o dono da loja se chamava Elvis.

Era muita coincidência. Ele tinha de virar um frequentador assíduo.

Além disso, disco era uma coisa de que BJ gostava e precisava pegar, tocar, sentir o cheiro, mesmo que pudesse ver e comprar online. Era um vício antigo, que não tinha como eliminar nem depois de morto. Ele adorava ver as capas e os encartes dos CDs. E Graceland tinha também uma grande seleção de discos de vinil, que BJ apreciava como obras de arte.

BJ procurava ir bem cedo, quando não tinha ninguém, e Elvis ainda estava meio sonolento. Entrava e ia direto para a área de CDs de punk e metal. Novidades eram raras de encontrar, então BJ quase nunca comprava algo. Mas ele gostava realmente da sensação de passar os discos, um a um, esperando ser surpreendido.

E, naquele dia, completando três meses do seu falecimento oficial, BJ tinha a impresão de que iria encontrar um presente para levar para casa. Algo especial.

BJ entrou na Graceland e começou a passar os discos com calma. Parou em alguns discos do The Clash, encontrou vários do Pogues e muitos dos Ramones, mas todos que ele já tinha e conhecia bem. Mais para o fundo da bancada, fora da ordem alfabética, BJ encontrou um disco do GG Allin. Não era algo por que ele se interessasse tanto, mas pelo menos era alguma novidade. Pegou o disco e ficou analisando se seria um bom presente.

BJ se lembrou de ter lido que o nome de batismo de GG Allin era Jesus Christ Allin. Seu pai jurava que o Filho de Deus o tinha visitado, e por isso escolheu esse nome para o filho. Assim como o dono da Graceland, GG Allin era um cara com um nome estranho dado por um pai fanático.

Será que o nome pode influenciar toda a vida de uma pessoa? Ter nascido Jesus Christ fez GG Allin ser daquele jeito e fazer as coisas que fez?

Ter ganhado o nome de Elvis fez o cara ter uma loja de discos chamada Graceland?

BJ estava tão concentrado em seus pensamentos que demorou a perceber que o dono da loja estava olhando para ele. Elvis lia uma revista em quadrinhos, que parecia ser uma edição bem antiga de Conan. Toda vez que virava a página, dava uma olhada na direção de BJ, com um interesse maior do que o normal. BJ tentou se controlar, fingindo que continuava interessado no disco, mas sua vontade era sair correndo.

Devolveu o disco à bancada e passou mais umas três capas aleatoriamente, olhando de canto de olho para Elvis. Voltou para os discos. Mais três capas e outra olhada para Elvis, que continuava olhando para ele a cada página que virava. Ele já tinha estado várias vezes na Graceland, então não tinha motivo para Elvis ficar assim tão interessado no que ele estava fazendo. Talvez o tivesse reconhecido. BJ precisava fugir logo, mas, se saísse muito rápido, seria ainda mais suspeito.

Mudou de lugar e passou mais algumas capas, escolhendo uma aleatoriamente. Precisava apenas fingir mais alguns instantes para poder sair e nunca mais voltar. Já estava mais perto da saída, mas também mais perto de Elvis.

— Quase todos já estão mortos. — BJ ouviu Elvis dizer.

BJ pensou em fingir que não era com ele, mas não tinha como. Estavam sozinhos.

— Mortos?

Elvis apontou para o vinil que BJ estava segurando, e só então ele percebeu que estava com um álbum dos Beatles nas mãos.

— Ah, sim, quase todos já morreram — concordou BJ.

— A prova de que eu estou ficando velho é que praticamente todos os meus ídolos já estão mortos.

— Os meus também — disse BJ, deixando o disco e ficando mais aliviado.

BJ trocou mais uma meia dúzia de palavras, concordando com os comentários de Elvis sobre os bons tempos do rock, até que conseguiu sair sem levantar suspeita. Teve certeza de que não tinha sido descoberto.

Até quando isso iria acontecer?

Provavelmente para sempre. BJ tinha chegado à conclusão que essa seria sua vida após a morte: com medo. Se estivesse em outro país, talvez ficasse mais tranquilo, mas essa alternativa também tinha ficado no passado.

No caminho para casa se lembrou de que, por causa do susto, acabou ficando sem o seu presente. Precisava encontrar outra coisa. Precisava dessas celebrações para aguentar o tempo de solidão.

Passando por uma livraria, BJ decidiu entrar. Fazia tempo que queria muito comprar um livro de poesia diferente, mas estava difícil escolher pela internet.

Nos últimos meses, BJ tinha voltado a escrever como antigamente. Na verdade, como tinha tempo de sobra, estava escrevendo bem mais do que antes, mas tinha colocado na cabeça que agora escrevia poesias, já que suas letras nunca mais poderiam virar música. Por causa disso, começou a se interessar mais por poesia.

Antes, seus livros favoritos eram as biografias. Sempre gostou de ver como as pessoas famosas lidavam com a fama e com o sucesso, mas agora que ele próprio se tinha tornado uma estrela da música e passado para o time das celebridades mortas, as biografias tinham perdido um pouco da graça. Ainda lia algumas, para descobrir se a vida de alguma celebridade realmente fazia sentido ou se eram todas erradas como foi a dele. Mas as poesias eram o seu novo real interesse.

BJ folheou alguns livros, leu alguns trechos e acabou se decidindo por uma seleção de poetas britânicos. Antes de ir para o caixa, passou pelas outras sessões para ver se tinha algo novo que poderia aproveitar.

Nesse momento, teve uma surpresa que fez seu coração quase parar.

Ele sempre soube que esse livro seria escrito, mas tinha esquecido completamente. Era um livro grosso, de capa dura, com o título "Max e BJ — A dupla que nunca se separou". Embaixo, centralizado, em letras menores, o nome da autora: Lady Madonna. E, numa cinta de papel, que dava a volta no livro, a frase promocional: "Lançamento. A apresentadora do programa Backstage conta, em seu primeiro livro, as relações problemáticas da dupla mais famosa do rock nacional".

Ver seu nome novamente junto ao de Max era estranho. E ver o nome de Max antes do dele era revoltante. Todos sempre acharam que Max era melhor que ele, e esse título era apenas mais uma prova de que Lady Madonna também achava isso.

Com o livro nas mãos, BJ deu uma folheada rápida, apenas para ter certeza de que era real. Ele se lembrava bem do dia em que ela lhe disse que o escreveria, e agora ele estava em suas mãos. Uma lembrança que era ao mesmo tempo boa e ruim.

BJ voltou o mais rápido possível para o apartamento. Aquilo tudo era muito esquisito. Depois de tantas biografias, estava prestes a ler a sua própria.

Será que Gabriel estava sabendo? Provavelmente não.

Nas primeiras páginas, já ficava claro que Lady Madonna sempre esteve do lado de Max. BJ tinha certeza de que ela fez isso porque ficou magoada com ele. Se pudesse voltar no tempo, ele faria tudo diferente. Se pudesse voltar à noite do último show da última turnê, quando teve seu último encontro com Lady Madonna, provavelmente nada disso teria acontecido. No mínimo, esclareceria as coisas. Poderia, pelo menos, contar a sua versão da história.

Mas agora as pessoas só tinham a versão dela e BJ não podia fazer mais nada. Quando decidiu se matar, ele optou por se tornar apenas um expectador da sua história.

Capítulo 10

CAINDO

(2012 a 2015)

BJ E GABRIEL ESTAVAM NA SALA DE REUNIÕES da gravadora. Cíntia Siqueira, que cuidava da assessoria de imprensa da gravadora, estava projetando alguns slides na parede, mas BJ não estava muito interessado. Preferia olhar os discos de ouro, tentando estabelecer a ordem em que eles foram pendurados na parede, mas, no estado em que estava, nem isso conseguia fazer. Gabriel deu um tapa no braço dele e apontou para a apresentação.

— Então, vamos voltar à parte de repercussão na mídia — disse Cíntia. — Como vocês podem ver, o total de matérias que citam o nome dos Desistentes e de BJ é o equivalente a um milhão de reais. Ou seja, esse é o valor que vocês gastariam em espaço publicitário caso pagassem por ele nesses veículos. E essa mídia espontânea é muito mais valiosa porque não é você falando de si mesmo. São pessoas mostrando interesse na banda de vocês e despertando também o de outras pessoas.

— Ele não é da banda — disse BJ.

— Perdão — disse Cíntia.

— Ele não é da banda — repetiu BJ, apontando para Gabriel. — Você falou "a banda de vocês", mas a banda é minha. Ele é só o produtor.

Cíntia olhou para Gabriel, que fez um gesto discreto para que ela ignorasse o comentário.

— Desculpa, foi apenas maneira de falar — disse Cíntia. — É que encaro a banda como uma marca. E acabo considerando as pessoas que estão envolvidas na construção dessa marca como parte dela. Mesmo quando são empresas e...

— Está desculpada — cortou BJ. — Não somos uma empresa. Somos uma banda. E banda é quem cria, quem toca e quem canta, e não quem apenas cuida das coisas idiotas. — BJ estava visivelmente chapado, mas, no fundo, Gabriel até preferia dessa forma. Apesar desses momentos de agressão gratuita, BJ era mais controlável assim.

— Mas eu gostei dessa história de marca. Essa é a visão que eu sempre tive das bandas. As bandas deixaram de significar apenas discos e shows. Elas podem virar personagens, merchandising, marca de roupa. Criam um estilo. E eu tenho estilo. Posso ser uma marca, não acha?

Cíntia olhou para Gabriel, que fez novamente sinal para que ela não se preocupasse.

— É exatamente a esse ponto que eu quero chegar, BJ — disse Gabriel. — É por isso que pedi para a Cíntia voltar a esse detalhe que me chamou a atenção na apresentação. — Gabriel se levantou e foi até a parede onde estava a projeção. — Repare nesse gráfico, BJ. Esse número de um milhão de reais equivale ao total de matérias. Matérias sobre os Desistentes e sobre você.

— Exatamente — disse Cíntia. — Nosso escritório monitora os resultados na imprensa, não só da banda, mas dos membros da banda, que podem aparecer em matérias isoladas. Nesse caso, tivemos muitas citações de BJ, reflexo de relacionamentos amorosos.

BJ tentava entender os números, mas, do jeito que estava, não conseguia se concentrar. E, apesar de ela não a ter citado, BJ se lembrou de Sandra, e começou a pensar se tinha mesmo sido tudo culpa dele ou se ela tinha exagerado. Gabriel segurou forte o seu braço, trazendo-o de volta ao assunto.

— Exato! — disse Gabriel. — BJ está ficando mais famoso que a própria banda.

Essa parte, BJ entendeu. Essa linguagem era melhor do que números em um gráfico, e era bem melhor voltar a pensar nele mesmo ao invés de nas outras pessoas, que já tinham ficado no passado.

— Isso abre novas possibilidades, não acham? — disse Gabriel. — Acho que vocês da assessoria de imprensa deveriam pensar em sugestões de pautas exclusivas com BJ. Além da pauta dos Desistentes.

Cíntia não pareceu tão empolgada.

— Isso tem um problema — disse ela. — As matérias de BJ não são sempre boas.

Cíntia passou para o slide a seguir, que mostrava uma foto tremida de BJ esticando o braço e tentando acertar uma pessoa com uma câmera.

— O episódio em que BJ bateu naquela repórter do Estadão foi o fato que mais gerou notícias, principalmente pelo envolvimento dos grupos feministas que acabaram se mobilizando contra ele na internet.

— Eu não vou repetir o que ela me disse antes de levar o soco — disse BJ, exaltado.

Cíntia olhou para Gabriel e novamente ele fez sinal para ela seguir em frente.

A próxima imagem mostrava BJ com mais três rapazes, encostados num carro de polícia.

— O envolvimento com drogas gerou algumas notícias ruins. Sabemos que algumas foram exageradas e exigimos retratação de alguns veículos, mas o nome de BJ ficou muito associado ao consumo de drogas. Todas as outras brigas e confusões passaram a ser ligadas a isso, mesmo nos momentos em que BJ estava sóbrio.

— O ponto que eu quero que você avalie, como nossa assessora de imprensa, é o seguinte. Como estamos falando de um ídolo do rock, vocalista de uma banda, até que ponto isso tudo não é positivo? Será que não ajuda a formar uma imagem ainda mais cultuada pelos fãs?

— Chegamos a discutir isso com a nossa equipe. Fizemos alguns levantamentos de casos semelhantes e analisamos que as pessoas até se importam com seus ídolos quando eles fazem essas besteiras, mas é ainda melhor quando a questão fica dúbia e polariza. Quando temos dois pontos de vista, podemos manipular um pouco isso. Sem mentir, é claro. O melhor exemplo disso foi o caso da participação no programa do Faustão e aquelas acusações da bailarina.

— Aquilo tudo foi uma sacanagem — disse Gabriel. — Eu posso afirmar que BJ só foi culpado da primeira parte. A moça estava com o namorado do lado. BJ não se controlou mais uma vez.

— Eu nem lembro dessa merda — disse BJ. — Mas o erro maior foi vocês, idiotas, terem agendado uma participação no Faustão. Que porra de ideia foi essa?

— Independentemente disso, várias pessoas escreveram a respeito — disse Cíntia. — Querendo ou não, isso cria uma mancha na sua história e, se a gente não cuidar, fica difícil apagar, mesmo com muito trabalho.

— Quem anda escrevendo merda sobre mim? — questionou BJ.

— Esse não é o foco agora, BJ. Foda-se quem escreveu! — respondeu Gabriel.

— Mas eu quero saber! — disse BJ, se exaltando. — Eu pago a conta de vocês dois, esqueceram? Se eu digo que eu quero saber, vocês não discutem, apenas abrem a boca e começam a falar.

Gabriel olhou para BJ por um tempo, depois para Cíntia, que entendeu que deveria falar mais sobre o assunto.

— Bom — disse ela. — Vários jornais deram uma cobertura superficial. Esses são os mais comuns. Mas quando analisamos a mídia especializada, as coisas ganham mais destaque. E, apesar de atingir um público menor, são mais relevantes e detalhistas. Agora, com os blogs focados em nichos, temos um volume grande de veículos pequenos, mas importantes, que devemos levar em consideração. Temos um blog sobre rock nacional da Folha que deu destaque para esse caso, mas mostrou bem os dois lados, como eu falei. Tem também uma jornalista nova, com um blog com perfil bem alternativo, que escreve matérias bem aprofundadas. Ela conhece muito as bandas e faz comparativos entre elas. O nome dela é Lady Madonna, e ela gosta desses assuntos polêmicos. Já escreveu várias matérias sobre os Desistentes desde o começo da banda, e sempre faz referências a shows passados.

BJ fez uma careta e olhou repetidamente para Cíntia e Gabriel, como se estivesse tentando entender algo absurdo.

— Lady Madonna? Isso é sério? Vocês se importam com alguém que se chama Lady Madonna? Vocês devem estar de brincadeira comigo. Que porra de nome é esse?

— Deve ser um apelido — disse Gabriel.

— Na verdade é um nome artístico — disse Cíntia. — Ela explica que, além de fazer referência aos Beatles, é uma mistura de Lady Gaga e Madonna, homenageando duas mulheres importantes do mundo da música.

— Essa é uma descrição dela? — perguntou Gabriel.

— Exatamente com essas palavras — respondeu Cíntia. — Já tentamos entrar em contato com ela pelo blog, mas a garota parece ser muito fiel a seus princípios. Fez um texto enorme falando mal das assessorias de imprensa e sobre o que ela chama de *"marketstars"*, se referindo aos rockstars que não são bons o suficiente e precisam de departamentos de marketing para se promover. A menina é jogo duro.

— Ela que se foda! — disse BJ. — Quantas pessoas conhecem essa louca? — BJ fez uma pausa. — E quantos me conhecem e conhecem a minha banda?

Cíntia e Gabriel olharam para BJ com um misto de pena e raiva.

— Tudo bem. Vamos esquecer quem escreve sobre BJ e focar no que estão escrevendo — disse Gabriel. — Vamos voltar à questão da construção da imagem.

Cíntia retomou a projeção de onde tinha parado.

— Como eu ia dizendo, nesse caso da bailarina do Faustão, tínhamos várias versões da história. Um namorado com raiva de um músico famoso que acha que tem direito de assediar qualquer mulher. Tínhamos a mulher assediada, que está ligada à mídia, então sabia que o escândalo renderia. Tínhamos uma produtora que deu a versão mais equilibrada da história porque viu tudo acontecer e sabia que não foi tão exagerado quanto o casal dizia. E, no final, tínhamos a versão de BJ, que estava, como ele mesmo admitiu, sob efeito do álcool e não se lembra bem do que fez. Mesmo assim, fomos capazes de passar para a imprensa uma versão ainda mais amena.

— Pelo que entendi, se tivermos fatos negativos, eles precisam ser menos evidentes? — perguntou Gabriel.

— Na verdade, eu preferia transformar esse lado negativo em fato positivo, como por exemplo, BJ entrando em uma clínica de reabilitação, participando de um movimento de conscientização sobre o abuso de álcool. Poderia defender algum movimento em apoio ao empoderamento feminino.

Gabriel olhou para BJ e sabia que nada daquilo combinava com ele.

— Acho que isso não vai funcionar. Isso não combina com nenhum astro do rock, entende? O que eu estava imaginando era criar alguns fatos.

— Como assim? — disse Cíntia, olhando para BJ, que também estava sem entender.

— Você, da nossa assessoria de imprensa, poderia trabalhar melhor com essas atitudes de BJ. E, ao mesmo tempo, BJ pode fazer algumas coisas, assim... como posso dizer...? — Gabriel ficou pensando um pouco nas palavras que iria usar. — ...de forma planejada, entende?

— O que você está dizendo é que BJ faria esse tipo de coisa de propósito apenas para virar notícia? Causar escândalos só para a gente ter que resolver?

— Não tão drástico assim, mas acho que você está começando a entender a minha ideia — disse Gabriel. — Atualmente, músicos não são apenas músicos. São fontes de entretenimento. Drama, escândalo, traição.

— Eu acho que consigo fazer isso — disse BJ. — E não me importo mais com o que falam, desde que falem de mim.

Cíntia se sentou na cadeira que estava na frente do computador e desligou a apresentação.

— Não sei se estou entendendo direito, mas vou tentar explicar para o nosso pessoal — disse Cíntia. — E sugiro que vocês conversem com o departamento jurídico antes de qualquer atitude. Se as coisas ficarem piores, não vamos conseguir resolver tudo com coletivas de imprensa. Quero ver se os advogados irão concordar com isso quando souberem que muita coisa vai sobrar para eles.

— Vamos só manter o que já estamos fazendo — disse Gabriel. — A única diferença é que BJ não precisará mais se preocupar tanto com o que faz, sabendo que isso acaba sendo sempre positivo para nós.

— Estou começando a gostar disso — disse BJ, dando uma risada.

— Vocês estão brincando com uma coisa muito séria — disse Cíntia, pegando suas coisas. — Só espero que não acabem fazendo algo irreversível. — Cíntia foi até a porta. — Até a próxima.

Gabriel a acompanhou até a recepção.

— Fique tranquila — disse Gabriel. — Eu tenho o controle da situação.

— Você precisa é controlar o BJ.

— É exatamente isso que eu faço aqui, Cíntia. Pode confiar.

♦

O show não tinha sido tão bom quanto BJ esperava, então ele preferiu não deixar ninguém ir ao camarim. Não haveria festa naquela noite.

Gabriel chegou todo sorridente e estranhou o lugar vazio.

— Alguém morreu? — perguntou ele, pegando uma garrafa de bebida e se sentando na frente de BJ, que estava afundado em uma poltrona, com a cabeça jogada para trás.

Jonas e Renato olharam para Gabriel. Eles estavam animados, guardando suas coisas e planejando sair para uma festa onde uma banda nova iria tocar.

— Pessoal, onde vai ser a festa hoje? Eu e BJ estamos sem planos, pelo jeito — disse Gabriel, esperando uma reação de BJ.

BJ levantou a cabeça, olhou para os três e fez uma careta.

— Eu não vou a lugar nenhum — disse BJ. — Depois de uma merda de show como esse, prefiro ir pra casa. — E voltou a deitar a cabeça sobre o encosto da poltrona.

Gabriel esperou os outros dois saírem para falar mais sério com BJ.

— Você está assim só porque o show estava meio vazio?

BJ preferiu ficar em silêncio.

— Eu vou te explicar as coisas, BJ. A banda Desistentes é você. Você é a cara de tudo isso aqui. Se você não aparece lá na frente daquele palco, não existe mais nada aqui atrás.

— Você acha que eu não sei disso? — disse BJ, sem levantar a cabeça. — Não é o Jonas, nem o Renato e muito menos você que faz essa banda ser um sucesso. Sou eu. Disso eu sempre soube. Não gaste sua saliva. Você podia usar o pouco de cérebro que tem para pensar num jeito de garantir público nos nossos shows. Essa é a sua parte, e pelo visto você não está sabendo fazer direito. Eu só entendo da minha parte do negócio.

Gabriel ficou em silêncio por um tempo, até que resolveu falar, mas tentando se controlar.

— Que bom você dizer isso. Porque, no fundo, não parece que você entende o seu papel — disse Gabriel. — Na verdade, nessas horas, o que parece é que você está querendo desistir e se entregar só porque um número menor de pessoas apareceu. Mas você esquece que o seu palco é bem maior do que essa merda aqui.

Dessa vez Gabriel conseguiu causar uma reação. BJ levantou a cabeça e endireitou o corpo, sentando melhor na poltrona.

Gabriel continuou, enfático.

— Você acha mesmo que fará diferença se temos cinco mil ou dez mil pessoas em um show? Acha que vai fazer alguma diferença se essas pessoas estão curtindo ou não esse momento aqui?

Gabriel fez uma pausa, mas não esperava que BJ respondesse.

— Enquanto essas milhares de pessoas estão aqui no show, existem milhões de outras pessoas em casa, no trabalho, acessando seus vídeos e suas notícias, comprando seus discos, querendo saber o que você fez, interessados em saber com quem você está namorando ou quem você está comendo. Esse é o seu palco, BJ, mas você não está se ligando nisso.

Gabriel se levantou e pegou duas cervejas geladas.

— Eu sei de tudo isso — disse BJ. — Mas estou preocupado com as músicas, com a banda, com os fãs. Parece que estamos perdendo qualidade.

— Seus fãs querem você por inteiro, BJ, não apenas cantando. O disco e as músicas são apenas detalhes. Eles querem você namorando, jantando, saindo, se divertindo, vivendo. Mas você anda se escondendo disso. É como se você não estivesse aparecendo no palco ou cancelando a maior turnê do momento. A turnê da sua vida. Você precisa lembrar que você é BJ o tempo todo. Não tem como ser BJ apenas em um show, depois sair e ser o Bruno Jorge. A minha questão é: você quer ser uma celebridade ou desistir e voltar a ser um zé-ninguém?

BJ tomou vários goles de cerveja enquanto ouvia. Já parecia mais disposto.

— Eu sou uma celebridade. Você sabe disso.

— Então vamos curtir como celebridades.

Gabriel deixou sua cerveja no braço da poltrona, foi até a porta do camarim e trancou.

Quando voltou, já estava com o frasco de pó na mão, separando uma dose para BJ.

— Vamos sair agora mesmo e dar o show que seus fãs esperam ver.

BJ cheirou uma grande porção.

— Tenho o lugar ideal para você ser a atração da noite, BJ. A imprensa está louca atrás de você. Vamos dar um pouco de vida para eles.

♦

Vários jornalistas bloqueavam o acesso principal da delegacia. BJ estava lá dentro há bastante tempo, e os repórteres e fotógrafos tinham chegado no meio da madrugada, logo que ficaram sabendo que ele tinha sido preso, e muitos outros foram aparecendo à medida que o dia estava para amanhecer.

Gabriel chegou e passou apressado, empurrando os braços que lhe apontavam gravadores. Todos queriam uma explicação, mas naquele momento ele não tinha nenhuma. Foi direto para a sala do delegado e ficou sabendo da situação geral. Em seguida, teve acesso a BJ, que estava numa das celas.

— Que demora foi essa, Gabriel? — gritou BJ assim que o viu entrar. — Você já tinha que estar aqui há horas e eu já devia ter saído dessa porra de lugar há muito tempo!

— Calma, BJ! Já liguei para o pessoal da gravadora. Eles estão mandando um advogado.

— Eu não quero advogado. Você é quem lida com essas merdas, esqueceu? Eu só quero sair daqui. Dê o seu jeito!

— Falei com o delegado — disse Gabriel. — O caso é pior do que parece. Uma das meninas está internada. Acharam que era só uma overdose, mas é algo mais grave.

— Eu não quero saber, Gabriel. Eu não fiz nada. Eu só dei para ela usar. Ela nem usou na minha frente.

Gabriel balançou a cabeça.

— Você não entende, não é, BJ? Você usar é uma coisa. Você usar com outra pessoa, tudo bem. Mas passar para a frente pode ser considerado tráfico. Ainda mais com a quantidade que estava com você. E se ela morrer, pode ser homicídio. Será que você não percebe mesmo a gravidade?

— Eu só fiz o que você mandou.

— Eu não pedi para você levar essa porcaria para a casa das duas. O combinado era apenas você ser visto entrando e saindo da casa delas.

BJ abaixou a cabeça. Ele sabia que tinha feito besteira, mas aquela encenação toda era muito chata e ele queria apenas animar um pouco o clima.

— Estávamos lá olhando para as paredes, e eu apenas ofereci, não obriguei elas a fazerem nada do que não queriam — disse BJ. — E como é que já criaram esse estardalhaço todo? Os jornalistas já estavam aqui quando eu cheguei.

— Eu mandei os jornalistas lá, esqueceu? — Gabriel ficava ainda mais irritado quando BJ se desligava do mundo e não raciocinava direito. — Era apenas para fotografarem você entrando na casa das irmãs Valentine. Você passaria a noite lá e seria fotografado saindo algumas horas depois. Lembra? Era só para dar motivo para as pessoas perguntarem. Isso foi o que acertamos com elas. Custava você ter apenas jantado com as duas? Ou tomado um suco? Já que ninguém iria saber o que rolou, não precisava rolar nada. Era só para atiçar a imaginação do público. Mas agora não precisam imaginar nada, porque a notícia realmente aconteceu da pior maneira possível.

— Elas são chatas, Gabriel. Isso é o que as pessoas precisavam saber.

— Isso não é desculpa, BJ. Era para você ter sido fotografado em uma noite feliz na casa das Valentine. Só que agora você foi fotografado entrando na casa e saindo com uma equipe de paramédicos com uma das loucas em overdose, ou coisa pior. Tem dezenas de jornalistas lá fora. Alguns nem foram contatados pela nossa assessoria de imprensa. São repórteres policiais, BJ. Seu nome vai estar na primeira página de cadernos policiais e naqueles programas de TV com caras gritando e mostrando sangue.

BJ riu. Não podia deixar de achar isso engraçado.

— Você não devia estar rindo. Você pode ficar um tempo na cadeia, BJ.

— Eu sei — disse BJ. — Mas você precisa resolver isso pra mim.

— Estou tentando, mas você precisa fazer sua parte também.

Nesse momento, ouviram uma batida na porta e interromperam a conversa. Entrou um homem de terno, com a gravata torta, colocada às pressas.

— Sou Nilton Ceres, advogado da gravadora.

Gabriel estendeu a mão. — Como está?

— Não tenho boas notícias. O delegado não está sendo muito compreensivo. Acho que também quer o seu momento de fama, já que tantas pessoas famosas estão envolvidas nesse caso. Vai ser difícil escapar sem maiores danos.

Gabriel olhou para BJ e virou para a parede, coçando a cabeça. O advogado continuou:

— Temos que torcer para essa menina sobreviver. Caso contrário...

— Não existe caso contrário! — disse BJ, quase gritando. — Ela não vai morrer, ela só cheirou um pouco a mais do que devia. Só isso. Não vai morrer, porra!

— Gostaria que fosse tão lógico assim, mas você tem que estar preparado para as consequências.

— Que consequências? Vocês dois estão loucos! Eu não tenho nada a ver com isso. Eu ofereci um negócio para elas experimentarem e elas aceitaram. Uma delas usou de forma errada, mas eu não obriguei ninguém.

Gabriel e o advogado se olharam, quietos. Sabiam que BJ ainda estava sob o efeito do que tinha usado.

— E eu já falei que elas eram chatas pra caralho. Não tinha como não usar nada. Não tinha, não tinha! Não... tinha!

♦

Overdoses de uma noite de verão
Por Lady Madonna

Era uma vez um ídolo do rock, desprovido de senso e responsabilidade, que encontra duas irmãs fúteis que passam o tempo gastando dinheiro e fazendo idiotices por onde passam. Como essa história poderia terminar?

Bem, dos grandes absurdos possíveis, confesso que até me surpreendi com esse caso. Vejamos melhor os personagens e o cenário desse drama-da-vida-cotidiana-das-celebridades-idiotas.

O protagonista desse episódio é BJ, o vocalista de uma das bandas de maior sucesso do país, os Desistentes, e grande frequentador de festas, conhecido por suas badernas sociais e atos desprezíveis em quase todos os hotéis por onde passa. Já falei das outras besteiras que ele fez na sua triste vida. O caso da bailarina do Faustão foi só o mais recente de muitos que vocês podem ler no arquivo do blog.

As outras duas estrelas do acontecimento da semana não têm relação alguma com o mundo da música, apesar de que viverem ameaçando lançar um disco (Deus nos proteja!). Estou falando das Irmãs Valentine (para aqueles que não estão familiarizados, é assim mesmo que elas se denominam, como se fossem uma marca).

Vou contextualizar um pouco. As Irmãs Valentine são Andressa e Vanessa, filhas do estilista Antônio Valentine, que teve seu auge no fim da década passada trabalhando para marcas famosas e morando por um tempo em Milão (onde também aprimorou sua arrogância característica). As filhas são fruto de um casamento com a modelo Paula Benne. As duas meninas têm uma diferença de apenas um ano de idade, e até gostam de se passar por gêmeas. Desde que a mais nova completou 18 anos, no ano passado, as coisas começaram a ficar mais agitadas.

Vocês podem estar se questionando: será que as Irmãs Valentine são famosas porque herdaram o talento da mãe, ou por causa do trabalho do pai? Será que elas são modelos de alta costura? Ou será que possuem uma linha de roupas famosa?

A resposta simplesmente é: não, para todas as perguntas.

Dos pais elas só herdaram o jeito esnobe, porém acrescentaram a imaturidade peculiar de quem é jovem e a falta de noção com o dinheiro, que é típica de quem nunca teve que trabalhar para comprar nada e recebeu tudo de mão-beijada.

As duas já ficaram famosas por ganhar um Porsche de aniversário e bater na primeira saída da garagem. Já namoraram jogadores de futebol, com uma preferência óbvia pelos que têm contrato internacional. Quando elas não estão com alguém para ganhar visibilidade, criam algum fato para chamar a atenção. Fotos nuas de uma delas (não se sabe qual) já circularam pelas redes. Há quem diga que elas mesmas vazaram as fotos só para "causar".

Resumindo, as duas estão sempre envolvidas em algo que possa render exposição na mídia. Ganham a simpatia do público porque fazem suas besteiras, mas acabam rindo de si mesmas e deixam os outros rirem delas também. Porém, nessa última semana, com certeza elas não planejaram a atenção que receberam junto com BJ.

Tudo aconteceu na quinta-feira, quando alguns paparazzi viram BJ chegar à casa das Irmãs Valentine. Chegou por volta das onze horas e logo depois, naquela mesma noite, algumas fotos de BJ encontrando Vanessa já apareciam em blogs e redes sociais. Apareceram inclusive no site do fã-clube da banda, chamado Nação Desistente, com aquelas meninas loucas, apaixonadas por ele.

Eu conversei, depois, com um empregado da casa e ele confirmou que não estava planejada nenhuma festa naquela noite e nem mesmo um jantar, já que as duas estavam sozinhas em casa. Perguntei sobre a possibilidade de haver realmente um relacionamento entre BJ e uma das "crianças" (era assim que ele as chamava) e ele disse que não podia comentar nada sobre a vida das pessoas da família.

Especula-se que BJ tenha começado a namorar uma delas, mas, a não ser que seja algo muito recente, está parecendo mais um boato alimentado pela imprensa ou por fãs.

Mas o problema mesmo aconteceu durante a madrugada. Depois das quatro da manhã, uma ambulância chegou à casa dos Valentines. As informações sobre essa parte da história são mais concretas, já que temos a foto, que saiu em todos os jornais, em que vemos BJ saindo da casa acompanhando os paramédicos levando a maca com Vanessa. Andressa, até onde se sabe, estava em choque e foi atendida por outro paramédico, dentro de casa. Ela também acabou sendo levada mais tarde para o hospital.

Estive no hospital e conversei com a enfermeira que esteve de plantão naquela noite. Ela confirmou que BJ era o acompanhante de Vanessa quando ela deu entrada, mas foi impedido de ficar com ela, por não ser membro da família. Em seguida, quando foi confirmada uma overdose e uma reação química em Vanessa, a polícia foi chamada e levou BJ para a delegacia para prestar depoimento.

O mais absurdo é que BJ devia estar tão chapado naquela hora que esqueceu que estava com vários pacotinhos de cocaína nos bolsos. Aparentemente ele não gosta de ser pego de surpresa sem a sua droga predileta.

Então, assim que chegou à delegacia e os policiais encontraram a droga, BJ acabou preso e indiciado por tráfico.

Mas o que parecia que não podia ficar pior, ficou. Andressa foi levada para o hospital para ver a irmã e disse que BJ fez as duas usarem a droga, algo que elas nunca teriam feito antes. Com essa revelação fabulosa, BJ acabou sendo acusado também de tentativa de homicídio.

Os advogados de BJ conseguiram tirá-lo depois de três dias na delegacia. E já sabemos que realmente a droga que causou a overdose foi a fornecida por BJ, cocaína de baixíssima qualidade, com elevado teor de impurezas, que acabou causando também uma reação secundária em Vanessa.

Todo mundo já sabia que BJ era um verdadeiro carro-bomba em rota de colisão. Eu sempre achei que ele pagaria o preço pelas escolhas erradas na sua carreira. É óbvio que ter assinado com essa gravadora, a saída de Max, e os shows em festivais ruins iriam prejudicar a sua vida profissional. Mas eu não imaginava que ele encontraria outras maneiras de detonar também sua vida pessoal tão rapidamente. Será que quem está cuidando da carreira dele não percebe isso? Um dos empresários dele deveria intervir e interná-lo logo numa clínica, antes que algo pior aconteça.

Mas acho que será difícil impedir BJ de chegar ao limite. E, quando isso acontecer, será o fim de uma banda que começou bem, mas foi descendo a ladeira. Parece que BJ fez uma lista de "Como detonar uma carreira de sucesso em tempo recorde", e está seguindo à risca.

Conheço a banda desde que entrei no curso de jornalismo. Estudei na mesma universidade que eles e, apesar de nunca ter tido a oportunidade de conhecê-los pessoalmente, sei o quanto eles batalharam para conseguir o que queriam. O talento e as músicas deles influenciaram muitas pessoas. Eles transformaram a cena musical de Curitiba, fazendo a cidade ser reconhecida pelo rock alternativo, assim como Brasília foi no passado. Eu mesma escolhi ser crítica musical por causa de tudo que eles fizeram pelo cenário musical da cidade e do país. A música é capaz de impactar muito mais do que se imagina. Ela muda a forma como encaramos nossas vidas. E a música dos Desistentes nos fazia saber que podía-

mos ser melhores. Mostrava que podíamos nos destacar nesse cenário de incertezas, quando a gente está começando a ficar adulto.

Assim, é ainda mais lamentável que uma pessoa que teve esse poder transformador tão grande possa estar simplesmente se tornando uma celebridade ridícula, sem propósito, acompanhando os passos dessas pseudocelebridades que não têm nada a acrescentar. Que modelo essa pessoa pode oferecer para os seus fãs jovens?

A banda Desistentes sempre foi um símbolo de talento-contra-estereótipos, mostrando que basta acreditar e fazer bem feito para causar uma revolução. Porém, agora BJ está conseguindo fazer deles uma banda patética, transformando-se em um clichê do mundo do rock.

Tudo muito lamentável e triste.

Se BJ se livrar da prisão, pelo menos poderia aproveitar a oportunidade de rever suas atitudes e o futuro da banda.

◆

— Você não acha que está usando muito? — perguntou Gabriel, vendo BJ colocar mais uma carreira no tampo da mesa do ônibus em que estavam viajando.

— Por que você não vai cuidar do nosso próximo show? — disse BJ, já com a cabeça abaixada. Deu uma fungada forte e levantou a cabeça rapidamente. — E vê se coloca a gente num camarim maior dessa vez. Quase não coube ninguém depois do último show.

Há alguns meses, Gabriel tinha deixado de ser o produtor executivo dos Desistentes. Saiu da gravadora e passou a ser o empresário da banda. Com isso, acabou virando babá de BJ, cuidando de tudo e limpando a bagunça que ele deixava pelo caminho.

— O camarim é só para a banda. Você sempre faz a sua festa no hotel de qualquer jeito, então por que levar fãs para o camarim? Geralmente fica tudo destruído, e isso está atrapalhando a negociação com os locais. Muitos não querem mais receber o nosso show.

BJ nem estava prestando atenção. Estava concentrado no efeito da droga. Olhava pela janela do ônibus, acompanhando as árvores que passavam na beira da estrada.

Gabriel também já estava ficando saturado. Geralmente ele não viajava com a banda no ônibus, mas nessa turnê em particular a coisa estava mais complicada. BJ estava fora de controle, então Gabriel achou melhor ficar mais por perto.

— Era melhor você maneirar com isso — disse Gabriel.

BJ já estava se preparando para cheirar mais, mas Gabriel pegou o porta-óculos da mão dele, em que BJ guardava os saquinhos durante a viagem.

— Cara, você é muito chato — disse BJ. — Você não entende o que é ser o vocalista da melhor banda do país, porque você é apenas o idiota que cuida do vocalista da melhor banda do país.

Bastava uma cheirada para BJ virar o *rockstar* mais arrogante da face da terra. No começo, Gabriel incentivava, e até usava junto, mas nos últimos tempos o efeito em BJ começou a irritá-lo demais. Simplesmente transformava um homem normal num babaca insuportável.

— O meu trabalho é fazer essa turnê ser um sucesso. E ela será, apesar de você — disse Gabriel, jogando a caixa de óculos em um armário do outro lado do ônibus. — Desde que você ficou sozinho, ficou dependente dessa merda.

— Pelo que eu me lembre, foi você que me apresentou esse negócio. Mas no fundo você acha que o motivo real é esse, não é? Você também acha que o Max não deveria ter saído da banda, não é? Pode admitir. Você nunca quis falar na minha cara, mas é isso que você pensa, não é mesmo?

— Eu não disse isso e nunca pensei...

— Mas eu vou te dizer, então. — BJ levantou e foi pegar a caixa de óculos. — O Max saiu depois do primeiro disco, certo? — Gabriel concordou com a cabeça. — Agora estamos na turnê do terceiro disco. Faça as contas comigo, Gabriel. São dois discos depois que o Max deu seu ataque de superestrela, dizendo que não queria que fodessem com o trabalho dele.

Gabriel estava se segurando para não discutir sobre isso com BJ, chapado daquele jeito.

— Você sabe usar o cérebro, não sabe, Gabriel? — BJ fez uma pausa. — Opa, desculpa, você é só um produtor que virou empresário, seria exigir muito da sua capacidade.

Gabriel não aguentou mais.

— Acho que é você que não tem mais cérebro, porque deve ter derretido com essa merda que você cheira toda hora. Você se esqueceu que todas as músicas desses dois novos discos ainda são do Max? Você pode ter escrito algumas letras novas, mas as músicas já existiam.

Essa era a triste verdade que BJ preferia não lembrar. Quando chegou a hora de lançar o terceiro disco, BJ não conseguiu fazer músicas no mesmo nível dos discos anteriores. As letras que ele escrevia até que estavam à altura, mas faltava um casamento melhor com a melodia, faltava o arranjo característico da banda. Foi então que Gabriel se lembrou das músicas que Max tinha feito a mais, para provocar a gravadora. Aquelas músicas eram dos Desistentes e, pelo contrato, poderiam ser usadas. BJ aproveitou algumas das letras novas e bastaram alguns ajustes em algumas melodias para o terceiro disco ficar pronto.

— As músicas não são do Max. Elas são nossas músicas. A gente trabalhou muito nelas.

— Sim, trabalharam em cima das melodias que ele compôs, mudando um pouco os arranjos. — Gabriel estava com muita raiva e precisava dizer umas verdades para trazê-lo à realidade. — E garanto a você, BJ, que se os fãs ouvissem as músicas originais, iriam preferir as versões de Max.

— O que você está dizendo? Que a gente não deveria ter mudado as músicas? A gravadora sabe o que precisa alterar nas músicas.

— O que estou dizendo é que eu quero ver como vai ser daqui pra frente, porque, até onde eu sei, as músicas feitas pelo Max acabaram. Nesse último disco, tem duas músicas que não são do Max, e você tem que admitir que não são nem um pouco boas. Só estão ali para fazer número.

BJ não sabia se partia para a agressão física ou tentava responder à altura. Gabriel não o deixou fazer nem uma coisa nem outra. Fez uma pequena pausa e continuou falando, agora em um tom bem mais agressivo.

— Você sabe que sem Max as coisas ficaram bem piores. Você sabe, mas não quer aceitar. Por isso fica usando essas merdas, tentando fugir da realidade. Só que, fazendo isso, você se esquece de quem está aqui para te ajudar desde a assinatura da porra do contrato!

BJ desistiu de falar e de se mexer. Realmente, estava cada vez mais temeroso do futuro. Não sabia o que seria do próximo disco. Teria de compor sozinho, e isso o fazia querer fugir para qualquer lugar.

— Presta atenção, BJ — disse Gabriel. — Eu posso te ajudar, mas você precisa confiar em mim. Eu sei como garantir que tudo continue bem para você. Eu entendo desse negócio e sei reunir as pessoas certas para fazer as coisas acontecerem. — Gabriel fez uma pausa para enfatizar o que ia falar em seguida. — Mas você precisa me ver como seu melhor amigo. Precisa começar a confiar mais em mim.

Com um aceno de cabeça, BJ esticou a mão e ofereceu a Gabriel, que a apertou forte. Com a outra mão, Gabriel alcançou a caixa de óculos que estava na frente de BJ.

— Se você acha que isso aqui te ajuda a fazer música boa, você está enganado. Não tente resolver todos os problemas com ela. Deixe alguns deles comigo, que eu resolvo para você.

Gabriel tirou um pequeno envelope de dentro, entregou para BJ e guardou mais uma vez a caixa de óculos.

— Vamos passar por tudo isso juntos. É só confiar em mim.

Mesmo de forma mais controlada, as drogas continuariam fazendo parte da vida de BJ por um bom tempo. A partir daquele dia, Gabriel passou a ocupar definitivamente o lugar que era de Max, transformando-se na pessoa em quem BJ mais confiava para resolver seus problemas.

Capítulo 11

TENTANDO

(2017)

TEXTO EXTRAÍDO *do site "Nação Desistente":*

História por trás da música "Lá embaixo encontrei ninguém"
Por Cibelle Pereira

Lá embaixo encontrei ninguém
(Max — BJ)

Encontrei uma escada que apenas desce
Em direção a um lugar escuro
Cada passo que dou me deixa inseguro

Encontrei uma saída para lugar nenhum
Uma porta bateu atrás de mim
Estou sozinho aqui nesse lugar ruim

Encontrei uma placa indicando o fim
Meu caminho acabou sem chão
Uma estrada que desaparece sem razão
Encontrei ninguém me esperando no fundo

Nenhum rosto amigo para me sorrir
Apenas olhares que me fazem querer partir

Como todos sabem, acompanhei os Desistentes em algumas turnês. O Gabriel Medeiros, que naquela época era produtor e depois virou empresário deles, me chamou para fazer o registro de tudo que acontecia, e atualizar tanto o site como as redes sociais da banda, conversando com os fãs e tudo mais. Isso foi maravilhoso, porque eu estive bem próxima de BJ por um bom tempo e conheci o dia a dia dele e da banda.

Mas, como dizem, tudo na vida tem o lado bom e o lado ruim.

O lado ruim de você conviver com o seu ídolo em tantos momentos é que você acaba vendo também que ele é uma pessoa como outra qualquer, com problemas e dificuldades. Na tentativa de ficar bem, todo ser humano acaba criando problemas ainda maiores para si mesmo.

Eu acompanhei muitos desses problemas de BJ. Entendi que ele teve dificuldades com a saída de Max. Sei que BJ também sofreu com vários relacionamentos problemáticos. O principal deles, que todo mundo acompanhou, foi com a Sandra Alencar. Não vou tomar partido aqui, porque muita coisa foi dita e eu não sei qual história é a verdadeira. Só sei que acredito mais na traição de BJ do que na história da gravidez de Sandra e do aborto. Falam até em agressão de BJ, mas eu sei muito bem que, apesar de tudo, BJ seria incapaz de algo assim.

Acho que nunca saberemos a verdade nesse caso. Só o que sabemos é que eles deixaram de formar o "casal perfeito".

Logo depois disso tudo, BJ passou a ter vários problemas com drogas. Shows chegaram a ser cancelados, ocorreram brigas em boates e agressões a fotógrafos. Sem falar na prisão no caso das Irmãs Valentine. Tudo isso marcou muito a todos nós e, claro, marcou BJ profundamente.

A música "Lá embaixo encontrei ninguém" foi escrita nessa fase, quando BJ se deu conta de que tinha chegado ao fundo do poço e se viu sozinho, sem amigos e sem alguém que o amasse. É claro que ele não estava sozinho, tinha o resto da banda, o seu empresário e todos nós, seus fãs. Mas a grande questão é que BJ, como tantos artistas, acabou se perdendo no próprio sucesso que conquistou.

Nessa letra, quando ele diz que está sozinho, nesse lugar ruim, tenho quase certeza de que estava se referindo à fama.

Um dia, cheguei para uma passagem de som e BJ estava discutindo com alguém ao telefone. Logo depois, quando me ofereci para pegar um café, ele me convidou para sairmos do lugar do show e irmos a um bistrô ao lado porque, segundo ele, "precisava esfriar a cabeça".

BJ ficou em silêncio até os nossos cafés chegarem, e eu não quis tocar em nenhum assunto sério, porque ele estava visivelmente chateado com a discussão que teve. Eu apenas comentei que teríamos um show legal naquela noite, mas ele não respondeu nada até tomar o primeiro gole.

— Você já se sentiu como uma farsa? — me perguntou, afinal.

Eu não sabia o que responder. Ele continuou com as perguntas em um tom meio triste.

— Você já se sentiu fazendo coisas que você não está nem um pouco disposta a fazer, mas faz porque acha que é o que esperam que você faça?

— Acho que nunca — respondi, sem entender ainda o que o estava incomodando.

— Sorte sua. Porque eu estou me sentindo assim ultimamente.

— Não acho que você seja uma farsa. Nem um pouco. Você é a coisa mais original que eu já ouvi.

— Se se tratasse apenas de música, talvez eu concordasse com você. Mas acontece que esse negócio é cheio de coisas difíceis de lidar. Coisas relacionadas com a música, mas que não são música. Eu acho que até consigo lidar bem com a música, os shows, a banda. Mas, com o resto, sempre deixo que façam o que queiram, justamente para que eu não tenha de lidar. E acabo me dando mal. Ou, no mínimo, me sentindo um idiota.

Eu tentava entender aonde ele queria chegar. BJ continuou:

— A música é o caminho bom. Sempre foi. Mas os outros caminhos vão me levando para lugares sem saída. É como se eu estivesse apenas

descendo e descendo para um lugar sem fundo e sem chance de voltar. Antes eu tinha alguém que sabia qual era o caminho melhor a seguir para chegarmos aonde queríamos, mas agora eu só tenho uma vaga ideia. E quando eu chegar ao fundo do poço, acho que nem vou me dar conta de que a minha vida acabou lá no começo.

BJ estava muito depressivo, e achei que ele estava chapado demais quando disse essas coisas, pois não faziam muito sentido para mim. Mas quando a música "Lá embaixo encontrei ninguém" foi lançada, algumas semanas depois, na hora eu me lembrei dessa conversa. Naquele dia, BJ estava refletindo sobre como ele tinha se sujeitado e descido em sua carreira. Ele não via uma saída.

No final daquela conversa, BJ também falou sobre os dias em que ficou preso e disse que se sentiu usado. Garantiu que não tinha culpa, que apenas tinha sido manipulado.

Essa música realmente traduz esse momento de profunda angústia de BJ, mas acho que também retrata a saída de Max e, claro, a questão da gravidez de Sandra, que mesmo que tenha sido só um boato mentiroso, com certeza mexia com BJ. Ele, que nunca teve um pai e foi criado apenas pela mãe, com certeza ficou abalado com essa história.

Essa foi uma época muito pesada para BJ, que ele deixou registrada nessa letra a que poucos atentam quando estão se divertindo num show, mas que tem significado forte para BJ e quem conviveu com ele.

♦

BJ acordou no quarto de hotel. Olhou para os lados e, dessa vez, não viu ninguém e nenhuma porta. O quarto não tinha nenhuma saída. Uma das paredes laterais começou a oscilar como se fosse líquida e, segundos depois, Lady Madonna saiu da parede como se estivesse atravessando uma cortina de água. Mesmo assim, os cabelos vermelhos estavam secos e voavam em seu rosto. Sua pele se fundia com o vestido branco, e BJ não conseguia distinguir se ela estava vestida ou completamente nua. Ele tentou falar, pedir desculpas. Ela nem olhou para ele. Lady Madonna caminhou em direção à parede à sua frente. Onde antes não havia nada, agora existia uma grande janela, completamente aberta. Lady Madonna subiu no beiral da janela e só então pareceu perceber que BJ estava no quarto. Ela esticou a mão e o chamou para ficar ao seu lado.

— Pronto para pular? — perguntou Lady Madonna, com uma voz bem mais suave do que a que BJ conhecia.

Ele tentou responder, mas sua voz não saiu. Caminhou até ela. Ainda sem saber se devia, segurou a mão de Lady Madonna e subiu no beiral da janela.

— Vem — disse ela, soltando a mão de BJ, um pouco antes de se jogar.

Sem conseguir vê-la caindo, BJ começou a chorar e, em seguida, jogou-se também.

BJ acordou e sentou-se rapidamente. Precisou olhar para a cama e para a janela para ter certeza de que estava tudo bem. Era a quinta vez que ele sonhava com Lady Madonna. O sonho sempre se passava no mesmo quarto de hotel. O final mudava a cada vez, mas era sempre com ela o convidando para se matar de alguma forma.

— Isso é muito revelador — disse BJ, antes de se deitar novamente na cama.

Depois de ter lido o livro de Lady Madonna, as noites começaram a ser cheias de sonhos, e os dias, a se arrastar. A falta do que fazer passou a incomodar BJ seriamente. Ele tentou não pensar mais na Lady Madonna dos sonhos, e nem na versão real, mas não conseguia.

BJ se levantou e viu que o sol estava quase surgindo, deixando um tom cinza no quarto. Pensou em voltar a dormir, mas não conseguiria. No banheiro, olhando para o espelho coberto pela toalha, ficou imaginando o que veria se tirasse aquele pedaço de pano. Não queria encarar o BJ de agora. Muito menos o que estava no livro de Lady Madonna. Aquele não era o BJ de verdade. O que ele mais gostaria de ver no espelho era o BJ que um dia andou pela reitoria tentando montar uma banda. Que só se preocupava em escrever as melhores letras de música que podia.

Na sala, BJ folheou seus cadernos que estavam em cima da mesa, ao lado do computador.

Nos últimos dias, ele tinha escrito como nunca. Era o único jeito de trazer um pouco aquele BJ de volta e viver em paz consigo mesmo.

Por um tempo, BJ tentou ler algumas coisas que tinha escrito, mas não conseguia parar de pensar em Lady Madonna. Lembrava da voz dela do rádio, diferente da voz do sonho, e do jeito dela nas entrevistas, que também era diferente de como ela era pessoalmente. BJ gostava de recordar dos poucos momentos em que teve contato com ela. Desde a primeira discussão na coletiva até o amanhecer no hotel, no final da turnê.

Agora já sabia um pouco mais sobre ela. Antes, ele achava bem estranho ouvi-la falando daquele jeito, toda durona, nos programas, depois que tinha conhecido a verdadeira Lady Madonna em pessoa. Mas a verdade é que BJ ainda sabia muito pouco sobre ela.

BJ queria saber seu nome verdadeiro, mas parecia impossível. Tentou descobrir alguma informação no site da Rádio Rock, mas a última atualização no perfil dela tinha sido há meses. Procurou no Google e encontrou apenas algumas referências e links para o site da rádio e para o blog oficial do programa Backstage. Ela tinha ficado realmente famosa com o programa, mas BJ sabia que ela tinha parado no dia do seu enterro. Ela avisou que trabalharia em um projeto pessoal, o livro que ele acabou de ler.

Então, BJ se lembrou de um detalhe. Foi até o quarto e voltou com o livro. No site da editora, BJ encontrou uma biografia curta de Lady Madonna, mas também não mencionavam o seu verdadeiro nome. Quando a conheceu, BJ tentou saber, mas ela sempre desconversou. E, pelo visto, ela ainda escondia muito bem sua verdadeira identidade.

BJ pegou o telefone e fez a ligação. Uma voz jovem e feminina atendeu ao telefone.

— Editora Gelbe.

— Meu nome é Marcos Henrique. Sou professor universitário e gostaria de saber se você pode me ajudar. — BJ pensou em dizer que era um jornalista querendo marcar uma entrevista, mas se lembrou de como ele mesmo fugia desse tipo de gente, então resolveu usar um apelo mais nobre.

— Do que o senhor precisa?

— Estamos organizando um congresso sobre comunicação na era digital e eu acredito que uma das suas autoras seria perfeita como palestrante no nosso congresso. Acho que ela é um bom exemplo de atuação em multimeios. Ao mesmo tempo, também acredito que seria muito importante para a sua editora se aproximar dos estudantes universitários.

— Entendi — disse a moça. — Mas de qual autora o senhor está falando?

— Lady Madonna. É esse o nome dela, certo?

— Isso mesmo — respondeu ela, sem dar nenhuma pista de que soubesse o nome verdadeiro. — Ela é uma das autoras publicadas pela editora, mas até onde eu sei, não somos responsáveis pela agenda dela. Mas o senhor pode falar com o nosso diretor-geral, que é quem faz esses contatos com instituições de ensino e livrarias. Um minutinho, que vou transferir.

— Não, não precisa! — BJ interrompeu rapidamente. — Não precisa ser agora. E eu nem sei se ela teria mesmo interesse. Preferiria falar com ela antes, para ela não se sentir obrigada, entende?

— Entendo — disse a moça, sem o menor sinal de que tinha realmente entendido.

— Por acaso você teria o telefone de contato dela?

— Eu não tenho. E a editora é proibida de divulgar informações pessoais dos autores.

— Compreendo. — BJ não sabia mais o que poderia falar para conseguir alguma informação. — De qualquer forma, obrigado pela atenção. Você foi muito gentil.

Ela demorou alguns segundos para responder e depois voltou a falar: — Senhor, estou vendo aqui o cadastro da autora e ela deixou um endereço de e-mail para receber os comentários dos leitores. Pode ser que ela ainda veja e responda. O senhor gostaria de anotar?

— Claro. Com certeza. — BJ ficou empolgado. Afinal, já era alguma coisa. — Pode falar.

— É falecomlady@programabackstage.com.br.

— Muito obrigado.

— Espero que o congresso seja um sucesso.

BJ agradeceu novamente e se despediu da moça. Esse e-mail ainda era do programa antigo, e provavelmente ela nem verificava mais. De qualquer forma, BJ já estava em dúvida se realmente deveria entrar em contato com ela ou se deveria esquecê-la de uma vez por todas.

O que ele escreveria?

"Oi, sou eu, o BJ. Estou vivo."

"Oi, aqui é o BJ. Eu morri, mas tem internet aqui no inferno, então resolvi te mandar esse e-mail."

BJ pensou nas possibilidades e deu uma risada nervosa. Ficou imaginando o susto que Lady Madonna levaria ao receber um e-mail dele. Imaginou-a ligando na mesma hora para a rádio, dizendo que faria um programa especial. Ou pior, talvez ligasse direto para a polícia. Às vezes BJ se esquecia de que não podia mais sair por aí falando com as pessoas como bem entendesse.

É claro que existia uma opção. BJ poderia confessar tudo. As pessoas que um dia gostaram dele iriam passar a odiá-lo, mas isso não seria muito diferente do que ele já estava vivendo. BJ achou que os seus fãs iriam lhe ajudar e acabou descobrindo que não se pode confiar nem nos fãs para salvar a sua vida após a morte. Todos preferiram acreditar nas histórias de Renato. Então, que ficassem com Renato e os novos Desistentes. Eles se merecem mesmo.

BJ descobriu que estar morto é uma prisão. Você é condenado a viver uma vida que nunca mais será normal. Talvez ser preso fosse até melhor, afinal, você pode conversar com as pessoas, pode dizer o que pensa, pode voltar a mostrar o que escreve, nem que seja para um colega de cela. Talvez o melhor fosse ter continuado preso. Talvez tivesse mudado tudo. Agora era a chance de reparar esse erro? Até que ponto valia a pena estar livre, mas desse jeito? Até que ponto viver dessa maneira não seria estar mesmo morto? Até que ponto ele não estava mesmo condenado?

BJ sabia as respostas. Ele entendia muito bem que as saídas não eram muito agradáveis. Teria de seguir em frente do jeito que estava.

Ele ligou o computador, criou uma conta de e-mail e começou a escrever para Lady Madonna. Apagou e recomeçou uma dezena de vezes, até que finalmente ficou satisfeito.

Olá, Lady Madonna. Meu nome é Marcos Henrique e adorei o seu livro. Sua visão crítica sobre o período em que a banda Desistentes existiu é excelente. Só discordo de uma coisa: o tratamento dado ao BJ. Não é porque ele está morto que irei defendê-lo, mas ele não era bem assim como você descreveu. Sou um dos poucos amigos que ele teve na vida. Amigo de verdade, eu quero dizer. E entendo o lado dele melhor do que ninguém. Não culpo a sua visão, mas acredito que você escreveu apenas sobre o que você conhecia e, infelizmente, você não conheceu o BJ que eu conheci. Sei que o livro não será reescrito e que todos terão a sua versão como real, mas, se pelo menos eu pudesse fazer você ver um lado diferente do BJ, já seria uma boa coisa. Pela memória dele.

Se quiser saber o meu lado da história, é só me responder. Ou continuamos nossas vidas e deixamos os mortos em paz.

Abraço,

Marcos Henrique

Antes de enviar, BJ ficou pensando em como Lady Madonna iria receber aquele e-mail.

Será que, escrito dessa forma, ela teria interesse em responder? Ou era melhor também falar que odiava BJ? Talvez, se demonstrasse empatia pelo que ela sentia, conseguisse uma resposta mais rápida.

Por outro lado, talvez Lady Madonna nem se importasse mais com nada que tivesse relação com ele. Muito provavelmente já deveria estar escrevendo outro livro. BJ deve ter deixado de ser um assunto na vida dela há muito tempo. Como Gabriel tinha dito, sua morte repercutiu alguns dias, mas tornou-se um assunto sem graça.

Depois de refletir sobre tudo, BJ quase mandou o e-mail para a lixeira, mas então achou que não tinha nada a perder e o enviou.

Ele ficou alguns minutos olhando para a tela do computador. Por algum motivo, achou que Lady Madonna talvez pudesse responder de imediato, como se estivesse esperando alguém entrar em contato.

Lady Madonna nem devia mais usar esse e-mail. Quando percebeu que não fazia o menor sentido ficar esperando, BJ desligou o computador.

Capítulo 12

ADOECENDO

(2016)

BJ SEMPRE GOSTOU de todos os detalhes que envolvem ser um artista. As coisas boas e as não tão boas. Os grandes shows, os grandes ensaios fotográficos, festas com gente famosa, e também as pequenas coisas, nos hotéis, depois dos shows, só com os fãs. Tudo isso estava na lista das coisas que BJ adorava. Já na lista de coisas não tão boas, mas de que ele também gostava, estavam as viagens longas, o assédio dos fãs, dos jornalistas e dos paparazzi, os ensaios demorados e as passagens de som sem propósito, já que na hora do show tudo estava desregulado e precisava ser ajustado novamente. Além de tudo isso, ainda havia as encrencas em que ele se metia, que, como dizia Gabriel, eram efeitos colaterais da fama. Mas mesmo essas coisas ruins BJ aceitava sem se importar muito, porque no fundo elas o lembravam de que ele era o artista que sempre quis ser.

Só tinha uma coisa que BJ realmente detestava: coletivas de imprensa.

Achava um absurdo colocarem um artista atrás de uma mesinha ridícula, na frente de um batalhão de jornalistas prontos para fuzilá-lo com perguntas. Jornalistas, quando estão juntos, não querem simplesmente fazer o seu trabalho. Eles querem se mostrar mais espertos uns do que os outros, e usam esse momento para fazer aquelas perguntas que, em outras situações, cara a cara com o artista, eles não teriam coragem de fazer.

Para BJ, os jornalistas que acompanham o cenário musical são os piores, pois se acham os grandes entendedores do assunto. Não passam de músicos frustrados, que sonham ser críticos de um grande jornal ou de uma revista especializada, e que fazem perguntas absurdas para que o artista cometa algum erro e eles possam escrever um artigo polêmico. BJ chamava esse tipo de jornalistas de "invasores de corpos". Criaturas que sugam a fama dos artistas para conseguirem, eles próprios, seus momentos de fama.

BJ evitava os invasores de corpos o máximo possível, mas nessas situações não tinha como escapar. Sempre que uma turnê nacional começava, Gabriel convocava uma coletiva de impressa na véspera do primeiro show, na cidade em que seria realizado, e outra no final da turnê, antes do último show, para encerrar em grande estilo.

A turnê do "Contra Todos", quarto álbum dos Desistentes, estava começando, e BJ estava mais nervoso do que o normal, porque era o primeiro disco totalmente dele, sem nenhuma contribuição de Max. BJ tinha usado cocaína antes de se sentar na frente dos jornalistas, tentando fazer a tensão ir embora. Até aquele momento, estava conseguindo se manter bem. Nenhum jornalista tinha tentado dar uma de esperto, e a coletiva fluía tranquilamente.

— A gente promete que vai ser o melhor show que vocês já viram — disse BJ, respondendo ao repórter do Segundo Caderno.

Na primeira meia hora, as perguntas tinham sido as mais normais possíveis.

"Vão tocar sucessos antigos?"

"O que os fãs podem esperar de especial?"

"Existe alguma novidade em relação à turnê anterior?"

"Vão fazer algum *cover?*"

E a pergunta que BJ tinha acabado de responder era a clássica: "Algum recado especial para os fãs da cidade?"

Tudo estava indo tão bem, que BJ até pensou que essa seria uma entrevista diferente de todas as outras.

Mas esse pensamento só durou até uma moça de cabelos vermelhos levantar-se no meio dos jornalistas para fazer sua pergunta.

— Boa tarde, meu nome é Lady Madonna, sou repórter e apresentadora do programa Backstage, pela Rádio Rock, de Curitiba — disse a moça. O cabelo e os óculos lhe davam um ar retrô bastante interessante. Logo que ela se levantou, BJ não pôde deixar de pensar que ela parecia estar na coletiva errada. Era uma moça bem bonita e com um estilo muito diferente. BJ não se lembrava de tê-la visto antes, mas ouvira aquele nome em algum lugar.

— Boa tarde, Lady Madonna. Interessante seu sobrenome. Eu ainda gosto da Madonna — disse BJ, tentando quebrar o clima com bom humor.

— Vindo de uma pessoa cujo nome só tem duas consoantes, eu vou aceitar isso como um elogio — disse ela, devolvendo a brincadeira e olhando diretamente nos olhos de BJ, com um sorriso no canto da boca. Em seguida, abaixou a cabeça para consultar seu caderno de anotações.

BJ pensou em responder, mas se controlou e esperou a pergunta.

— BJ, esse quarto disco da banda tem um som e estilo diferente dos outros. Ele soa muito mais pop e comercial. Nele vocês não se arriscam muito, como fizeram nos dois primeiros. Na sua visão, qual o motivo de isso ter acontecido?

BJ ficou em silêncio por um instante.

Quando os jornalistas eram convidados a participar, recebiam de Gabriel um texto que continha um release e uma lista de tópicos que seriam respondidos naquele evento. No rodapé desse documento, uma frase alertava que perguntas fora do contexto proposto poderiam não ser respondidas, ficando a critério do artista decidir. Aquela coletiva era sobre a turnê de lançamento, e não especificamente sobre a produção do álbum "Contra Todos". Mas BJ achou que não teria problema. Ele já estava com a resposta pronta na cabeça, pois

Gabriel o instruiu durante todo o processo de produção. Foi quase uma lavagem cerebral para que ele mesmo acreditasse no que estava falando.

— Acho que é um amadurecimento natural do nosso trabalho, mudamos um pouco, mas continuamos melhorando. Tudo evolui e isso é o que importa.

Quando terminou de responder, BJ já olhou para o outro lado do salão de eventos do hotel esperando a pergunta de outro jornalista, mas Lady Madonna não tinha encerrado.

— Você vai me desculpar, mas esse quarto disco mostra pouca evolução — disse ela. — Na verdade, em certas músicas nem parece a mesma banda. Com certeza, é o pior disco dos Desistentes. E volto a perguntar: o que você acha que aconteceu nesse álbum? Você ainda não respondeu à minha pergunta. — Lady Madonna falou com firmeza, sem desviar os olhos de BJ em nenhum momento.

Um burburinho tomou conta do lugar. Não se entendia o que os outros jornalistas estavam falando, mas era evidente que estavam gostando daquilo. Eles sempre gostam quando a coisa esquenta.

— Essa é uma opinião pessoal sua. — BJ começou a se irritar e não via a hora de sair dali para cheirar mais um pouco. — Nem vou me dar ao trabalho de responder — disse ele, lembrando que não era obrigado a responder a esse tipo de pergunta.

— Me desculpe mais uma vez. — Lady Madonna não alterou o tom de voz e nem se intimidou. — Vários fãs têm feito comentários, deixando claro que não gostaram desse quarto disco, inclusive alguns acharam até que a banda tinha mudado. Mesmo o fã-clube de vocês ficou decepcionado. As vendas no primeiro mês de lançamento foram bem abaixo do último disco, que também já vendeu bem menos que os outros dois. Acho que podemos assumir que não é apenas a minha opinião pessoal aqui. E repito mais uma vez: você ainda não respondeu à minha pergunta.

— Você é muito nova para ter acompanhado a história dos Desistentes e deve ter pesquisado esses dados nos lugares errados. Eu vou te explicar como as coisas evoluíram até aqui...

Lady Madonna não deixou BJ terminar.

— Não sou tão nova quanto parece, e não estou falando de história. Apenas me referi ao último disco. Mas se você quer falar sobre história, podemos começar pelo fato de que o melhor disco é o primeiro, que ainda tinha a participação de Max como seu parceiro e compositor de todas as músicas. Será que, historicamente, foi a saída de Max que causou essa decadência toda?

O burburinho ficou mais intenso. Um dos seguranças contratados pelo hotel se aproximou de Lady Madonna, mas ela não mostrou sinais de desistir da discussão. Permaneceu em pé, encarando BJ, e pelo visto estava disposta a ficar naquela posição até conseguir que ele admitisse que a ausência de Max era o motivo de os discos terem perdido a qualidade.

Fazia tempo que BJ não pensava em Max porque ninguém mais falava de Max perto dele. Era um assunto proibido. E assim, no meio de jornalistas, nunca mais tinham citado Max ou retomado a discussão sobre a sua saída. Mais do que proibido, esse era um assunto morto. Mas aquela menina parecia disposta a ressuscitá-lo.

BJ ficou quieto. Queria responder. Queria dizer que o disco não era um fracasso e que ele também não era um fracasso. Queria dizer que os Desistentes continuavam sendo os melhores. Mas não conseguiu.

Outros jornalistas começaram a falar mais alto e pediram para fazer perguntas, tanto para BJ como para Lady Madonna. BJ aproveitou o tumulto para sair sem precisar discutir mais.

— Quem é essa louca? — BJ perguntou para Gabriel assim que se encontraram nos bastidores do salão.

— Você não deve se lembrar, mas Cíntia falou sobre ela um tempo atrás. Ela é a blogueira que cria polêmicas com todo mundo. Mas não se incomode com isso. — Gabriel estava com medo da reação de BJ e queria garantir que ele estivesse bem para o show do dia seguinte.

— Como você sempre diz, é só mais uma invasora de corpos. Está tentando ficar famosa e resolveu provocar para chamar a atenção.

— Só pode mesmo.

— O lance é esquecer que ela existe. Pense só no show de amanhã. Vai ser demais.

Mas não adiantou muito todo o esforço de Gabriel para deixá-lo tranquilo. BJ passou a tarde inteira cheirando toda a cota que Gabriel deixava ele usar em turnês. Entre uma carreira e outra, BJ pensava no que a jornalista tinha dito. Cada palavra ficava ecoando na sua cabeça, sem parar.

Quando anoiteceu, a cocaína tinha acabado, mas os pensamentos continuavam incomodando. BJ precisava sair daquele lugar. Precisava mudar de ares e esquecer que era o BJ, que teve um parceiro chamado Max e que as músicas de que todos gostavam eram as que Max tinha feito. Precisava esquecer que a vida era uma grande merda.

BJ pegou sua jaqueta e foi procurar algum lugar onde pudesse só tomar uma cerveja sossegado, esquecer-se de tudo e dormir.

Capítulo 13

DESISTINDO

(2017)

TEXTO EXTRAÍDO *do site "Nação Desistente":*

História por trás da música "Filho do Tempo"

Por Cibelle Pereira

Filho do Tempo
(Max — BJ)

Estou preso em um mundo
Que não faz mais sentido
Vivendo cada dia ferido
Sou a arma e a vítima
Puxo meu próprio gatilho
É do tempo que sou filho

Tempo é tudo quando se tem
Tem tempo que eu percebi
Tempo é nada sem quem tem
Tem tempo que eu te perdi

Minhas moedas já não compram
As coisas que mais desejo
No espelho não sei o que vejo
Ventos pesados não sopram
As poeiras que foram juntando
Sem tempo para ficar pensando

Tempo é tudo quando se tem
Tem tempo que eu percebi
Tempo é nada sem quem tem
Tem tempo que eu te perdi

Essa letra não tem muita história nova para ser contada porque o próprio BJ já deu uma entrevista para uma revista de decoração e contou exatamente o que estava sentindo quando escreveu a letra. Dizia a matéria, transcrevendo a fala de BJ:

"Um dia, me dei conta de que estava ficando velho. Olhei à minha volta e descobri que tinha conquistado tudo o que eu tinha sonhado. Comprei este apartamento incrível que vocês estão vendo, de 940 metros quadrados, muito bem decorado, com a melhor vista de São Paulo. Nesta cobertura já fiz dezenas de festas, simplesmente as melhores que alguém pode imaginar. Na garagem tenho os carros que eu sempre sonhei, e o mais engraçado é que quase não uso nenhum deles.

"Então, um belo dia, ao olhar para isso tudo, eu me dei conta de que no fundo não sou ninguém especial. O BJ artista é especial para seus fãs e para a gravadora ganhar dinheiro, mas eu não tenho amigos nem pessoas na minha vida para dividir isso de verdade. Minha mãe faleceu um pouco antes de poder aproveitar tudo isso. Eu não sou nada. Sou apenas um cara que perdeu pessoas importantes na sua vida e é incapaz de dividir isso com quem realmente importa. E quando eu me dei conta disso, olhando para esse apartamento e para essa vista incrível, eu escrevi a letra da música 'Filho do Tempo'. Essa é uma música que traduz justamente esse sentimento. Mas, no fundo, eu sei que não posso lutar contra

isso. Meu talento me deu tudo e seria imbecil se eu simplesmente negasse isso. Eu trabalhei duro para isso, mesmo que não possa aproveitar com as pessoas que fizeram parte da minha vida no passado. Então, não esperem que eu desista de tudo e deixe para a caridade. Vou curtir até o último centavo da minha vida, mas é óbvio que isso faz a gente pensar. Por isso mesmo escrevi essa música."

Isso foi o que BJ disse para a revista na época. Talvez tenha sido apenas o que ele queria que todo mundo acreditasse. Mas o que eu acredito é um pouco diferente. Há um detalhe que faz o significado da letra mudar um pouco.

Essa música é do quarto disco dos Desistentes, "Contra Todos", que, todos sabem, não foi muito bem nas vendas, principalmente por BJ ter arriscado e mudado um pouco o estilo da banda. As letras continuaram fantásticas, porque BJ estava sempre melhorando, mas em termos de sonoridade e arranjo ficou mesmo bem mais fraco que os outros discos.

Eu já não estava acompanhando tanto os Desistentes nessa época, mas mantive minhas amizades com o pessoal da produção. Eles me contaram que nessa fase BJ estava pior do que nunca, totalmente agressivo na maioria do tempo e, quando não estava completamente chapado, ficava muito depressivo. Segundo disseram, BJ não gostava das músicas que tinha gravado, mas também não aceitava tocar músicas dos primeiros discos. BJ dizia que tinha chegado a hora de assumir a maturidade da banda e tocar apenas as músicas do disco novo, mas no fundo ele sabia que estava indo por um caminho errado. Isso ficava evidente em todas as apresentações que eles faziam.

Por mais que BJ tenha dado essa entrevista e feito todo mundo acreditar que estava falando de sua mãe e do orgulho que tinha do seu sucesso, tenho plena convicção de que ele não estava se referindo apenas a ela e não estava nem um pouco satisfeito com o lugar em que estava.

No fundo, ele sentia a falta de Max. Na época, muitos falaram que ele estava apenas fazendo drama para ganhar a simpatia dos leitores, afinal, ele tinha muitos amigos, e Gabriel tinha se tornado um verdadeiro irmão para ele, mas isso também não era verdade. Todo mundo que teve algum tempo de convivência com BJ, como eu, sabe muito bem que a relação dos dois era de interesse mútuo. Uma simbiose. BJ precisava de Gabriel para manter sua carreira e Gabriel precisava de BJ para ter o resultado que sempre sonhou com uma banda.

A música "Filho do Tempo" retrata exatamente esse BJ que chegou ao topo e não encontrou nada especial. Olhou para trás e viu que deixou o que buscava no passado.

♦

Nos últimos dias, BJ estava inquieto. A sensação de aprisionamento estava cada vez maior. Caminhava de um lado para o outro, cruzando os minúsculos cômodos do apartamento, e aquilo o deixava ainda mais ansioso. Da sala para a cozinha, da cozinha para a sala, do quarto para o banheiro, do banheiro para o quarto.

O espelho coberto no banheiro o fazia sentir-se perdido, sem referência nem de si mesmo. Fazia mais de um mês que ele não via seu próprio rosto. Sabia que se tornara uma pessoa estranha para si mesmo.

Depois que enviou o e-mail na tentativa de um contato com Lady Madonna, BJ acabou adquirindo um novo hábito que, aos poucos, tornou-se uma obsessão. Ao acordar, ia direto para o computador verificar se chegou alguma resposta. Durante o dia todo, continuava atualizando a página várias vezes seguidas, como se aquilo de alguma forma a forçasse a responder ou mandasse uma mensagem telepática, avisando que ele estava esperando uma resposta dela.

Era tanta ansiedade, que BJ tinha reduzido ainda mais suas curtas e planejadas saídas. Nas poucas vezes em que chegou a sair, logo começava a se perguntar se Lady Madonna não teria mandado um e-mail enquanto ele estava fora, e voltava rapidamente. Sempre encontrava uma justificativa de que aquela seria a melhor hora para ela responder, e ele tinha que estar no apartamento para poder verificar. Porém, todas as vezes se arrependia de ter voltado.

Depois de algumas semanas, a ansiedade diminuiu um pouco e BJ passou a ficar mais tranquilo. Verificava o computador com uma frequência normal. Retomou as visitas à Graceland e, inclusive, voltou algumas vezes à livraria. Comprou um disco e mais alguns livros de poesia para comemorar o quarto mês de falecimento, além de mais cadernos. Para BJ, a morte estava sendo a sua fase mais produtiva, por mais irônico que isso pudesse ser.

Saber que não poderia mostrar para ninguém o que escrevia o fazia escrever melhor.

Será que tudo na vida não é assim? Quando você faz alguma coisa pensando em agradar aos outros, pode até fazer bem feito, mas não é o melhor que você pode fazer. Nada se compara com o que você faz para si mesmo, sem pensar na aprovação dos outros, sem esperar reconhecimento. Quando não precisamos parecer bons, somos melhores.

BJ podia notar o efeito disso no que escrevia e na sua vida. Era uma sensação de tranquilidade total, não apenas em relação à carreira ou à música. Imaginava poder contar e mostrar isso para Lady Madonna se a encontrasse de novo.

Mas o que iria dizer?

Com certeza, muitas coisas diferentes do que disse antes. Ela entendia BJ como ninguém, mas ao mesmo tempo não sabia direito o que ele realmente pensava sobre a banda e sobre tudo. Pelo livro que ela escreveu, Lady Madonna nem desconfiava de que ela tinha sido a causa principal de ele ter tomado a atitude que tomou.

É claro que ninguém poderia saber o que BJ tinha feito, mas talvez Lady Madonna mudasse de opinião caso soubesse. Afinal, foi o que ela disse para BJ naqueles dias que o fizeram repensar tudo. Apesar de Gabriel sempre ter achado que as razões eram outras, foram aquelas poucas conversas que levaram BJ a dar fim à sua carreira.

BJ se lembrou dos dias que se seguiram àquela noite no hotel com Lady Madonna. Coincidiu com o intervalo pós-turnê, que geralmente eram as férias de três meses que BJ tirava para descansar e aproveitava para viajar para um destino afastado e exótico. Mas, naquele intervalo específico, BJ não sentiu vontade de viajar. Ficou trancado em seu apartamento, sentindo que toda a sua vontade de ser um grande astro da música tinha desaparecido. Ele não conseguia entender como ele pôde fazer tudo o que fez na sua carreira. Tudo aquilo que ele conquistou e construiu não tinha muito sentido perto do que ele teve que abandonar no início. Alguma coisa sugou todo o prazer de ser o que era. Tudo tinha perdido a graça. Lady Madonna o tinha feito ver que aquilo tudo era apenas o efeito colateral do que realmente importava. E o que importava, ele abandonou no começo da carreira. A única coisa que restou era aquele falso BJ, que não queria mais ser o que todos queriam. BJ queria deixar de ser o que nunca tinha sido de verdade. Apenas voltar a ser o BJ que começou tudo; mas, para isso, precisava matar o BJ que todos conheciam.

Isso ele conseguiu fazer. Mas, e agora? Não poderia mostrar para as pessoas que finalmente tinha aprendido a lição.

O objetivo de ser melhor não existia mais. Não tinha para quê, nem para quem, e nem por que ser melhor. Teria de guardar isso com ele para sempre, até a morte acontecer de verdade.

Capítulo 14

PIORANDO

(2016)

AQUELE ERA O BAR MAIS IMPROVÁVEL da cidade. Parecia mais uma confeitaria, com senhores e senhoras tomando seus drinques antiquados, conversando e dando risada. Não era um bar temático, decorado em estilo antigo para parecer moderno. Era realmente um bar que tinha parado no tempo, sem sofrer nenhuma alteração em décadas.

Para ter ainda mais certeza de que não corria o risco de ser reconhecido, BJ estava sentado no fundo, e seu segundo copo de chope estava do mesmo jeito que o garçom havia deixado vinte minutos antes. BJ apenas olhava a espuma se desfazendo. Seus pensamentos ainda refaziam os diálogos da coletiva de imprensa. Era impressionante como Max era capaz de fazer aquele estrago na vida dele. Não bastava o que tinha causado no passado, precisava voltar para assombrá-lo dessa forma, bem no início da turnê.

BJ estava irritado por não conseguir parar de pensar em tudo aquilo. Talvez nunca mais conseguisse dormir, e ficaria para sempre revivendo a história na sua cabeça.

Percebeu alguém se aproximar e parar na beirada da mesa.

— Posso me sentar? — A voz era conhecida, mas ao mesmo tempo estranha. Era como se tivessem usado algum efeito para deixá-la mais suave.

BJ levantou a cabeça e a viu apontando para a cadeira da frente.

Talvez tenha sido a cocaína, ou a primeira cerveja, ou a combinação das duas coisas que fez BJ não ter reação alguma. Não sentiu a raiva de antes, e nem estranhamento por ela tê-lo encontrado naquele lugar. BJ não conseguia entender por que a jornalista que o tinha provocado daquele jeito em público estava ali na sua frente, pedindo para se sentar com ele numa mesa de bar. Queria provocá-lo ainda mais?

Mesmo sem resposta, Lady Madonna puxou a cadeira e se sentou.

— Por que você deixou isso acontecer? — perguntou ela, depois de um bom tempo em silêncio, apenas o encarando.

— Do que você está falando? Você é maluca? Foi você que acabou com a entrevista. Não me venha colocar essa culpa também.

— Não estou falando de hoje. Estou falando da sua carreira.

— E o que você sabe sobre isso? Fez cinco minutos de pesquisa no Google e agora se acha a fã número um dos Desistentes? E aproveito o momento para responder aos seus absurdos. Saiba que meus fãs continuam me mandando mensagens, e-mails, postando comentários. Pelo jeito, isso você não pesquisou tão bem, não é mesmo? Senão não teria falado as besteiras que falou hoje. Se, para você, isso é definição de fracasso, acho que usamos dicionários bem diferentes.

Enquanto ela olhava fixamente para ele, BJ pegou seu copo e tomou de uma vez. Aquele chope quente não desceu muito bem, mas ele preferiu achar que era Lady Madonna que o fazia se sentir enjoado. Em seguida, BJ virou para o garçom e fez outro pedido.

— Amigo, mais um chope, e um refrigerante para a menina.

— Dois chopes, por favor. — Lady Madonna falou mais alto, sem se virar para olhar o garçom.

— Esqueci que você é mais velha do que parece. E sabe tudo de história, não é mesmo?

— Não seja idiota. — Lady Madonna falava firme, mas sem se exaltar. — Todo mundo sabe que você é um babaca, mas não um idiota.

Realmente ela parecia bem nova mas, pelo tom dos comentários, demonstrava que conhecia mesmo BJ. Ele não sabia o que dizer, porque cada vez entendia menos o que ela queria. Lady Madonna tinha dado o seu showzinho particular na coletiva, tentando chamar a atenção dos outros jornalistas, mas, naquele bar, ela só iria conseguir atrair olhares de um grupo de idosos que não tinham ideia do assunto. No máximo, os dois seriam expulsos.

— Sim, eu tenho idade para beber. E sim, eu sei bastante sobre a sua história. Mas não foi de pesquisar na internet. Eu acompanhei tudo de perto.

— Então você é mesmo membro do fã-clube. — BJ deu uma risada enquanto observava o garçom trazer os dois chopes e colocar na mesa. Pegou o seu copo e levantou. — Como diria meu empresário: um brinde ao meu fã-clube.

— Agora você está realmente se esforçando para ser babaca.

Lady Madonna pegou o copo e tomou um grande gole, sem brindar.

BJ retornou o seu copo à mesa sem beber. Ainda estava se sentindo mal por causa do chope quente que tomou.

— Então me explica. Por que o ataque? E, principalmente, por que está aqui na minha frente depois daquilo?

— Hoje, na coletiva, eu queria entender por que você deixou isso tudo acontecer. E agora, mesmo sem ter tido minha resposta, eu quero te falar que eu acho que ainda dá tempo de você voltar atrás. Você não é isso que se tornou. Nunca foi.

BJ chacoalhou a cabeça e olhou para os lados, como se tentasse confirmar que estava acordado e aquilo estava mesmo acontecendo.

— Eu venho do mesmo lugar de vocês. — Lady Madonna tomou quase todo o resto do chope que estava no copo e continuou. — Eu estudei na Federal, como você e o Max. Entrei no curso de jornalismo alguns anos depois de vocês. Eu era caloura quando Max estava no último ano. Vocês viraram uma lenda. Na faculdade e na cidade. Eu fui, sim, uma fã de vocês, mas não esse tipo de fã a que você está acostumado.

Ela fez uma cara de nojo.

— Antes mesmo de entrar na universidade, quando eu ainda sonhava em ser uma jornalista, eu fui ao primeiro show de vocês no Madame Mim. Vocês eram realmente bons e diferentes do resto. Vocês influenciaram a minha vida e a de muitas outras pessoas em Curitiba, naquela época.

— Não me lembro de ter dado entrevista para você antes — disse BJ, realmente fazendo um esforço para lembrar se isso tinha acontecido alguma vez no passado.

— Nunca deu mesmo. Eu demorei para conseguir meu espaço. No começo, não participava de coletivas. Fui criando meu estilo aos poucos. Só agora é que meu programa está fazendo mais sucesso e eu posso me dar ao luxo de viajar para acompanhar turnês e festivais.

— Lady Madonna é uma personagem ou é você mesmo? — perguntou BJ, tentando amenizar a conversa.

— Apenas um nome artístico, como BJ. — Ela parecia não querer perder tempo falando sobre si. — Realmente, eu nunca tive a chance de entrevistar você, BJ, mas já falei com Max algumas vezes.

O rosto de BJ ficou vermelho. Era muito esquisito alguém falar de Max com ele. Não sabia o que Max estava fazendo, se estava trabalhando, se ainda continuava compondo. Nada. Para BJ, Max estava morto. Mas saber que alguém tinha conversado com ele nos últimos tempos era estranho. Suscitava certa curiosidade de saber o que ele estava fazendo. Ao mesmo tempo, surgia uma sensação de raiva e desprezo por sentir um pouco de inveja de alguém que esteve próximo de Max daquela forma.

— Ele está bem, se isso lhe interessa — disse Lady Madonna, após ver que BJ ficou completamente sem reação. — Ele produz umas bandas bem legais, apesar de ninguém saber que ele é quem compõe para os grupos. Ele preferiu não ser mais a atração principal. Parece bem feliz, apesar de tudo. Ganha algum dinheiro, mas não enfrenta a parte complicada de tudo isso.

— Bom para ele.

Foi a única coisa que BJ conseguiu dizer. Mesmo querendo saber muito mais, não se dispôs a perguntar. Gostaria muito de saber que músicas Max vinha compondo e para quais bandas. Talvez ele já tivesse ouvido alguma delas e nem imaginava que eram dele. Será que reconheceria uma música nova de Max?

— Nas vezes em que conversamos, Max me pareceu bem, mas com certa frustração no trabalho — disse Lady Madonna. — Então fiz a ele a mesma pergunta que fiz a você.

Ela pegou seu copo de chope, terminou em um gole curto e chacoalhou o copo vazio na frente de BJ, que entendeu o sinal e pediu mais dois para o garçom.

— E ele respondeu?

— Disse que faria tudo de novo, mas nunca assinaria aquele contrato com a gravadora.

— Ele se acha melhor que os outros.

— Ele *é* bem melhor que os outros. E você sabe disso.

Ela estava completamente certa, mas BJ não iria admitir, nem para ela, nem para ninguém. Max se considerava melhor que todos. Se BJ admitisse, significaria aceitar que ele próprio era um fracasso.

— O que você quer com tudo isso, Lady Madonna, ou qualquer que seja o seu nome?

— Eu só quero entender, *BJ*. — Ela respondeu enfatizando as duas letras do nome dele, como ele tinha feito com o nome dela.

— Entender o quê? Por quê?

— Primeiro, porque vocês foram importantes na minha carreira e na minha vida também. Segundo, porque o que faz meu programa ter sucesso é eu contar as histórias por trás de tudo isso que vocês mostram para o público. E não estou falando só dos bastidores, com aquelas festinhas detestáveis.

Naquele momento, BJ tentou interromper para se defender, mas ela não deixou.

— Eu mostro o lado pessoal. As pressões que vocês sofrem dos empresários, os dramas entre os integrantes, as exigências das gravadoras. E isso eu também devo a vocês, porque, conversando com o Max, eu entendi que tinha sempre muito mais coisa por trás do fim de uma banda, ou o fim de uma amizade.

— Me desculpa, mas eu nunca ouvi o seu programa. — Sem querer, BJ usou um tom sarcástico que fez Lady Madonna voltar a ficar agressiva.

— Só porque você não ouviu, não quer dizer que não exista. O mundo não gira só em torno de você, BJ. — Lady Madonna fez uma pausa, tentando se controlar. — Sempre fiz críticas sobre os discos e os shows de vocês, além de comentar as besteiras que você andou fazendo por aí. Acompanhando a história de vocês e, principalmente, conversando com Max, eu descobri esse lado interessante dos Desistentes. Mas como eu realmente sempre respeitei o trabalho de vocês, acho que devo fazer isso de outra forma. Acho que vocês merecem algo maior. Como um livro.

— Você está escrevendo um livro sobre mim? — Mais uma vez soou arrogante, mas dessa vez BJ percebeu logo e corrigiu. — Quero dizer, sobre mim e Max? Nossa história?

— Na verdade, eu sempre tive essa ideia por causa do impacto que vocês causaram. Agora, com o meu programa tendo a audiência que tem, comecei a pensar seriamente na ideia. Já arrumei uma editora interessada, mas ainda preciso levantar mais informações.

— Você quer dizer "terminar sua investigação", não é? — Finalmente BJ tinha entendido o que ela estava fazendo ali e por que tinha se comportado daquele jeito na coletiva. — Você quer saber sobre o meu lado negro. Quer saber o que eu penso de verdade sobre Max para colocar no seu livrinho e criar um escândalo para vender mais, não é? Quer que eu fale mal do Max ou da gravadora para poder me crucificar, não é isso? — BJ olhou para a bolsa que ela tinha deixado sobre a mesa. — Você deve estar gravando tudo para usar contra mim, é claro. Como fui burro!

BJ agora não estava mais se importando com o que ela pensaria dele. Tinha entendido tudo. Ela queria escrever um livro sensacionalista para ganhar dinheiro com a sua vida.

— Saiba, Lady Madonna, que o departamento jurídico da minha gravadora tem dois andares inteiros, e eles vão ler cada palavra que você escrever nesse seu livro imbecil. Vão te encher tanto de processos, que é melhor você estudar advocacia ao mesmo tempo que estuda a minha vida.

Ela se levantou, empurrando a mesa e derrubando seu copo de chope.

— Por algum momento eu achei que você ainda era o BJ que começou tudo, lá em Curitiba. Mas você é mesmo o babaca que todos falam que você é.

Ela foi até o balcão e fez questão de pagar os chopes que tomou.

BJ tomou mais cinco copos depois que ela saiu, pensando em como realmente merecia tudo aquilo.

Capítulo 15

FUNDO DO POÇO

(2017)

BJ JÁ ESTAVA HÁ ALGUMAS HORAS DEITADO na cama, sem se mexer e sem saber o que fazer. Sua cabeça era uma confusão de pensamentos que misturavam raiva e arrependimento. Como poderia ter sido tão burro toda a sua vida? Ele não conseguia entender.

Sempre que teve uma grande oportunidade, deu um jeito de estragar tudo. Se tivesse ficado com Max ao invés da gravadora, poderia não ter feito sucesso tão rápido, mas pelo menos teria certeza de ter feito o seu melhor, e não músicas idiotas como as do último disco.

Se tivesse ouvido Lady Madonna naquela manhã no hotel, talvez tivesse recuperado a dignidade e conseguido voltar a ser um pouco como era antes. Poderia até ter voltado a trabalhar com Max.

Se não tivesse aceitado fingir sua própria morte, poderia procurar Lady Madonna e Max para explicar o seu lado da história. Os dois anos em que conviveu com Max foram o melhor período da sua vida. Com Lady Madonna foram poucos dias de contato, mas ele sentia falta da possibilidade de tê-la ao seu lado.

Quando BJ finalmente se levantou da cama, o sol já tinha desaparecido e o quarto estava escuro novamente. Caminhou até o banheiro, pensou em tomar um banho e sair, mas não teve disposição. Se o espelho não estivesse coberto, talvez ele se assustasse com o que visse. Ele estava pálido e há um bom tempo sem comer.

Voltou para o quarto e se jogou na cama.

Nos últimos meses, BJ não se preocupava com o futuro. Não existia mais futuro, nem nada a ser feito. Só existia aquele apartamento vazio e uma vida mais vazia ainda, sem propósito, sem trabalho, sem amigos. Até mesmo as poesias que ele vinha escrevendo não faziam sentido algum, já que não podia mostrá-las para ninguém.

Por que continuar escrevendo? Por que continuar acordando todos os dias, vivendo sempre o mesmo dia inútil?

Se todos os caminhos haviam se fechado, por que continuar caminhando?

BJ passou algumas horas olhando para o teto até conseguir dormir. Teve vários sonhos curtos e sem sentido que o faziam acordar a cada instante, sem se lembrar do que tinha sonhado. Não sabia direito quanto tempo havia se passado, mas, quando percebeu, o sol já estava iluminando o quarto novamente. Decidiu que precisava levantar da cama, tomar um banho, sair para dar uma volta, fazer qualquer coisa, mas acabou desistindo de todas as alternativas.

A única ideia que parecia mais interessante, apesar de BJ saber que era algo imbecil, era procurar Max, conversar com ele, contar toda a verdade e falar que sentia muito por tudo.

Mas o que ele ganharia com isso? Não poderiam voltar a trabalhar juntos, já que para todos os efeitos ele estava morto. Não poderiam nem retomar a amizade, porque as pessoas iriam reconhecê-lo. Além do mais, se Max continuava arrogante, provavelmente nem aceitaria conversar, simplesmente ignoraria qualquer assunto e chamaria a polícia.

BJ virou-se de lado e viu o livro de Lady Madonna no criado-mudo. Deu uma grande risada. Aquelas páginas não eram a história da sua vida, e sim o resumo de tudo que causou o fim da sua vida. E ele não podia mudar isso. Estava impresso, encadernado e sendo vendido para quem quisesse ler. Lady Madonna tinha conseguido contar todos os detalhes sórdidos, com comentários irônicos, que transformavam toda a sua carreira em uma piada de humor negro. E o pior de tudo é que BJ sabia que ninguém poderia ter escrito melhor sobre a sua vida de merda.

O desejo de encontrá-la voltou, apesar de BJ saber que Lady Madonna iria rir da cara dele e, provavelmente, escreveria um livro ainda mais escandaloso sobre ele, após ter fingido a própria morte. No mínimo, iria denunciá-lo à polícia.

Aqueles pensamentos causaram uma dor de cabeça enorme, que acompanhou BJ o resto do dia. Não importava quantos remédios tomasse, a dor simplesmente continuava. Já estava no meio da noite quando BJ tomou quatro comprimidos de uma vez e finalmente conseguiu dormir.

O dia amanheceu e a cabeça de BJ ainda doía. Pela primeira vez nos últimos seis meses, ele teve vontade de voltar a usar drogas. BJ precisava sentir novamente aquela sensação de entrar em um lugar protegido, onde nada importa, os pensamentos ficam quietos e ele apenas via tudo passar por ele sem ter que raciocinar ou tomar decisões. Onde tudo ficava mais fácil por algum tempo.

Mesmo sem bebida e sem drogas, BJ ficou na cama como nos velhos tempos de ressaca, sentindo-se o pior dos seres humanos. Esticou o braço, alcançou mais dois comprimidos e engoliu sem água mesmo.

Há quanto tempo estava sem tomar água? Quanto tempo sem comer? Passou o dia sem conseguir pensar direito e, de certa forma, sentia-se melhor assim.

Não se lembrava de quantas vezes dormiu e acordou durante o dia, mas, quando levantou para comer alguma coisa, já tinha anoitecido mais uma vez. Tentou comer, mas os ovos mexidos que tinha feito simplesmente não desciam. Sentiu ânsia e desistiu. Mais uma noite terrível se seguiu, mas pelo menos BJ não se lembrou de ter sonhado, e acordou menos vezes. Só a dor de cabeça não parou, e o fez acordar às quatro da manhã para tomar mais uma dose de remédio.

Conseguiu pelo menos dormir até bem tarde e, quando finalmente acordou, a dor tinha ido embora, deixando apenas o desânimo e a tristeza.

Antes de começar sua vida como homem morto, essa era a maior preocupação de BJ. Ele sabia que, se começasse a ter pensamentos depressivos, provavelmente chegaria ao fundo do poço muito rápido.

BJ nunca ficou muito bem sozinho, e nunca esteve tão sozinho como agora. Ele conseguiu sobreviver bem aos primeiros momentos da sua morte, quando ainda tinha uma perspectiva de futuro. Mas com a mudança de planos tudo ficou diferente. E ler o livro de Lady Madonna tinha trazido velhos sentimentos à tona, que deixavam tudo ainda mais difícil.

Mesmo sem o diagnóstico de um médico, BJ tinha certeza de que agora a depressão tinha chegado do jeito que ele mais temia. Ele não queria fazer nada, e só pensava em conseguir alguma coisa para usar e se livrar de tudo aquilo. Ele tinha consciência de que seria apenas uma saída momentânea para o problema. Sabia que, depois que o efeito passasse, ele só teria a opção de usar mais uma vez, mais outra e mais outra, como sempre fez. Mas queria mesmo assim.

Não existe saída fácil.

Ou melhor, só existe um caminho fácil para isso. E esse era o caminho que BJ tinha medo de encontrar, apesar de parecer o mais lógico.

Para que continuar com isso? Qual o sentido de manter uma vida assim, sozinho, sabendo que nunca mais vai poder estar com quem gostaria? Por que continuar, sabendo que não poderá mais fazer a única coisa que gosta de fazer?

Quando mais uma noite chegou, BJ tomou a decisão. Levantou-se da cama e uma tontura quase o fez cair, mas seguiu em frente. Descalço, apenas de camiseta e cueca, saiu do apartamento e foi até o elevador. Uma mulher estava saindo de um dos apartamentos vizinhos, mas ao vê-lo daquele jeito, desistiu e voltou, batendo a porta rapidamente.

BJ entrou no elevador e apertou o botão do último andar. Fechou os olhos e por um momento achou que estava caindo, ao invés de subindo, mas, quando a porta se abriu, ele confirmou que estava no vigésimo andar e saiu, à procura da escada. Ele já tinha estado no terraço uma vez, mas demorou um pouco para lembrar-se de qual lado tinha de seguir. Só quando chegou lá fora percebeu que estava chovendo. Não estava muito frio, mas, para quem estava apenas de camiseta e cueca, não era nem um pouco agradável. Caminhou até a beirada, no lado onde a mureta era mais baixa. BJ subiu e viu a rua lá embaixo. Um congestionamento preenchia a rua de pontos vermelhos e brancos.

BJ pensou em Lady Madonna e em como ele gostaria que ela soubesse da sua versão da história. Pensou em Max, lembrando o quanto sua vida só fez sentido quando criaram músicas juntos. Colocou os pés um pouco mais para a frente, como se estivesse se preparando para fazer um salto perfeito. Olhou para cima, sentindo a chuva no seu rosto.

Naquele exato momento, BJ ouviu algo que parecia improvável. Ou achou que ouviu. Ou imaginou. Ou sonhou.

Na situação em que estava, todas as alternativas eram possíveis.

Enquanto recebia as gotas de chuva no seu rosto, BJ ouviu as primeiras notas da primeira música que ele e Max gravaram juntos. A música estava tocando em algum apartamento próximo e se ouvia perfeitamente. Era uma melodia marcante, que começava com uma linha de baixo e depois a bateria entrava apenas com caixa e bumbo. Antes dos outros instrumentos começarem, BJ cantava os primeiros versos da música, que depois se transformavam no refrão: "eu salvei você assim, agora é sua vez de me salvar de mim."

Sem se dar conta, BJ cantou junto, acompanhando com os lábios, mas sem emitir som. Ouviu nitidamente a música começar, mas não conseguia distinguir sua própria voz. A primeira frase da letra se repetindo na sua cabeça.

"Eu salvei você assim, agora é sua vez de me salvar de mim."

BJ entrou em uma espécie de transe. Ou estava tendo alucinações por falta de comida e água nos últimos dias. Mesmo assim, BJ se jogou do terraço.

Ele acordou algum tempo depois. Não sabia exatamente quanto tempo tinha passado. Era noite e ainda chovia. Estava tremendo de frio. O barulho do trânsito tinha diminuído, e não se ouvia mais nenhuma música tocando.

BJ tinha se jogado para trás, ou tinha caído, ou simplesmente desmaiado.

Real ou ilusão, aquela música tinha tocado na hora certa. Tinha feito BJ se salvar e acordar com uma decisão que poderia ser considerada como outro tipo de suicídio, mas, para ele, era a única decisão possível.

♦

Salvação
(Max — BJ)

Eu salvei você assim
Agora é sua vez
De me salvar de mim

A foto mostra você de um jeito que ninguém vê
Na carta as palavras dizem mais do que se lê
Não tinha como evitar a briga que tivemos
Mas a nossa vida é bem mais do que sabemos

Eu salvei você assim
Agora é sua vez
De me salvar de mim

Deitada sozinha, você só esperava mais um dia
Querendo que chegasse alguém que não sofria
As mágoas ficaram todas ao lado da cama
E é tudo que eu ouço quando você me chama

Eu salvei você assim
Agora é sua vez
De me salvar de mim

Eu tirei você de lá, mas não consegui sair inteiro
Peguei na sua mão e te mostrei amor primeiro
Agora não sei como sentir outra coisa assim
Se o que penso é em você e nunca mais em mim

Capítulo 16

ESTADO TERMINAL

(2016)

A TURNÊ DO QUARTO DISCO dos Desistentes foi a mais previsível possível. Sem grandes shows, grandes surpresas nem grandes tumultos. Apenas cumpriu seu papel. Durante a sequência de shows, BJ percebeu que Lady Madonna tinha razão: o público dos Desistentes tinha diminuído. Não era tão perceptível, mas com certeza era menor do que antigamente. A explicação de Gabriel funcionava como uma desculpa perfeita: os fãs estavam ficando mais velhos. O fã mais velho é menos fanático, menos engajado e não vai tanto a shows.

Mesmo desconsiderando a questão do público, BJ sabia que a turnê já tinha começado errado. A discussão na coletiva e a conversa com Lady Madonna acabaram o influenciando negativamente. BJ perdeu um pouco a disposição para se apresentar. Os shows não tinham a mesma graça. Ele também não se esforçava. As festas depois de cada show também diminuíram de intensidade e frequência. Gabriel até tentou organizar festas melhores, mas já não era a mesma coisa.

Depois de dois meses arrastados, finalmente chegaram à última cidade prevista na turnê, e BJ sabia que não seria nada de especial, só estava animado por saber que era a última.

A turnê iria se encerrar em um grande festival com várias bandas, e isso deixava o clima um pouco mais empolgante que o normal. No primeiro dia do festival, a coletiva era com todas as bandas que se apresentariam naquela noite, então a sala de imprensa estava completamente lotada.

BJ aguardava a hora de se sentar na bancada junto com os outros, tomando um café e acompanhando a agitação dos integrantes das bandas novas, ansiosos com uma coletiva daquele tamanho. Eram garotos querendo ser estrelas, e faziam tudo o que podiam para conseguir chamar a atenção. BJ se lembrou do seu começo, participando das primeiras entrevistas. O que antes era uma diversão agora só parecia um compromisso chato de trabalho.

— BJ! BJ! — Quando olhou, viu Gabriel acenando, chamando-o para ir até a porta que dava acesso à sala de imprensa.

— O que foi?

— Ela está aqui — disse Gabriel, olhando para a confusão de jornalistas.

— Ela quem?

— Aquela louca Lady qualquer coisa — disse Gabriel. — Lembra dela? Da outra coletiva?

É claro que se lembrava. Tinha pensado em Lady Madonna durante toda a turnê. Pensava nela passando o som, definindo o setlist, durante o show e, principalmente, no final de cada apresentação. Para ele, Lady Madonna passou a ser um termômetro. BJ se perguntava: "Será que ela acharia esse show legal? Será que está mais parecido com os Desistentes que ela gostava?"

Como Lady Madonna não acompanhou nenhum show depois do primeiro, BJ ficou feliz, mas ao mesmo tempo ansioso e preocupado por saber que ela estava presente. Seria bom revê-la, mas ela era imprevisível.

— Relaxa, Gabriel, ela é só uma radialista. Gosta de armar confusão para ter mais audiência. — BJ tentou parecer despreocupado, mas era apenas um argumento para tentar mudar o foco e disfarçar que também estava nervoso com a presença dela.

— Esse é o problema. Invasora de corpos, lembra? — disse Gabriel. — Não quero terminar a turnê com uma discussão, como foi no lançamento. Ainda mais que dessa vez toda a imprensa importante está aqui. Qualquer coisa que ela falar vai tomar proporções ainda maiores. Já não fomos muito bem nos últimos shows, não quero que fique pior ainda nesse último.

Em parte Gabriel tinha razão, mas BJ não conseguia dar atenção. Procurava descobrir onde ela estava, mas não conseguia. Começou a pensar se Gabriel não tinha se enganado, confundindo ela com outra jornalista. A sala estava cheia delas.

— De qualquer forma — continuou Gabriel — pedi para a equipe de segurança ficar de olho e, como vamos restringir o número de perguntas, acho que teremos controle sobre tudo. Lembre-se, BJ, você não precisa responder a tudo. Sorria, peça a próxima pergunta e tudo ficará bem.

BJ nem respondeu. Nesse momento ele finalmente conseguiu ver Lady Madonna sentada no meio dos outros jornalistas. Ela estava séria, com cara de poucos amigos, exatamente do mesmo jeito que estava quando se encontrou com ele no bar.

A coletiva começou com as quatro bandas da primeira noite alinhadas na bancada. Os jornalistas cadastrados poderiam fazer uma pergunta para qualquer uma delas. Se quisessem fazer mais de uma pergunta, teriam de aguardar uma próxima rodada.

BJ acompanhou cada jornalista levantar e perguntar as coisas mais idiotas, principalmente para a banda de moleques mais requisitada do momento. Não prestou muita atenção às respostas, porque não tirava os olhos de Lady Madonna. BJ imaginou-se como uma presa que fica observando seu predador ao longe, sabendo que a qualquer momento ele pode dar o bote. E não demorou muito para isso acontecer.

Lady Madonna se levantou e foi até o microfone para fazer sua pergunta. BJ tinha certeza de que seria o alvo. Como cada jornalista tinha apenas uma chance garantida de perguntar, ela com certeza não desperdiçaria a oportunidade.

BJ se ajeitou na cadeira, pronto para enfrentá-la.

Provavelmente ela iria falar da média de público, a mais baixa de toda a história de todas as suas turnês. Ou da qualidade das músicas do quarto disco. Ou ligaria as duas coisas, afinal, uma era a causa da outra.

Mas, para a surpresa de BJ, a pergunta de Lady Madonna foi para outra pessoa.

— Eu gostaria de perguntar para o Fred, da banda Olhos de Lua, por que o show de vocês anda tão sem graça? Será que é um reflexo da mudança de baterista?

Desta vez, BJ foi poupado. Nada sobre a qualidade do "Contra Todos", o fracasso da turnê ou Max. BJ olhou para Gabriel, que estava aliviado. BJ fingiu que também estava, mas, no fundo, se sentiu um pouco mal. Achou que ela estava ali por causa do livro que queria escrever, que gostaria de saber mais detalhes sobre o passado, o presente ou o futuro dele. Pensou que Lady Madonna estivesse determinada a atacá-lo para ver se conseguia mais material, mas ela o ignorou. Talvez as ameaças que ele fez tivessem dado resultado, e ela desistiu de escrever o livro.

Lady Madonna ouviu a resposta da banda Olhos de Lua e voltou para o seu lugar, sem nem olhar na direção de BJ, que passou o resto da manhã com uma sensação estranha. E à tarde, na passagem de som, ainda incomodado, BJ decidiu mudar tudo o que vinha fazendo.

♦

O último show da turnê tinha acabado e, mesmo tendo voltado para um bis que não estava programado e tocado dez músicas além do que tinha previsto no setlist original, BJ ainda sentia vontade de tocar a noite inteira. Aquele show lhe tinha devolvido a energia que ele não sentia desde o início dos Desistentes. Ele foi para o camarim se sentindo o BJ de antigamente. Estava decidido: queria continuar fazendo isso por mais uns dez anos, no mínimo.

O público também aprovou a mudança. Mesmo sendo um público de festival, que estava lá para ver outras bandas, fizeram desse show o mais empolgante da turnê. A decisão de BJ tinha dado resultado. A melhor decisão dos últimos anos.

Naquela tarde, no final da passagem de som, BJ ainda estava incomodado com tudo o que vinha pensando desde que falou com Lady Madonna e depois de ter sido ignorado por ela na coletiva. BJ, então, resolveu mudar o setlist e incluir quase todas as músicas do primeiro disco. As músicas dos Desistentes de verdade, que ele tinha decidido nunca mais tocar. Essa foi uma mudança radical, que fez a turnê ser encerrada em grande estilo.

E a responsável por essa mudança estava esperando por BJ na porta do camarim.

— Grande show, hoje! — disse Lady Madonna.

Ela estava diferente, mais sorridente.

— Show de encerramento de turnê sempre é o mais legal. — BJ quis desviar o foco.

— Max ficará feliz — disse Lady Madonna. — Sei que no fundo era só isso que ele esperava de você.

— O que o Max tem a ver com isso? — BJ ainda não queria admitir, mesmo tendo ficado óbvio.

— Não tem mais nada a ver com Max, eu sei, mas deveria ter. Você sabe disso tanto quanto eu.

BJ ia responder, mas aparentemente desta vez Lady Madonna não estava disposta a discutir.

— Mas o importante é que foi um grande show — disse ela, já se afastando em direção à saída. — Todo mundo percebeu e sentiu.

Você sentiu também. — Ela chegou à porta. — Obrigada por esta noite.

BJ sentiu falta da discussão, mas porque queria que ela ficasse mais um tempo com ele.

— Vamos fazer a festa de encerramento da turnê lá no hotel — disse BJ antes que ela saísse. — Se quiser aparecer para comemorar, está convidada.

Ela não parou de andar.

— Max ficaria feliz — acrescentou BJ, meio brincando.

Ela virou a cabeça e deu um sorriso.

— Talvez fique mesmo — disse Lady Madonna, indo embora.

Capítulo 17

BUSCANDO AJUDA

(2017)

O LIVRO DE LADY MADONNA mostrava a relação entre BJ e Max com bastante profundidade. Ela realmente conhecia a história da banda e detalhou os pontos mais importantes, apesar de enaltecer sempre o lado de Max. BJ sabia que ela tinha ficado extremamente irritada na última vez em que se falaram, por isso era fácil entender o ressentimento impregnado em todo o livro. Em vários trechos ela citava as longas horas de conversas com Max em seu estúdio, ainda em sua casa.

Talvez BJ também estivesse melhor se não tivesse ficado do lado da gravadora. Teria levado uma vida mais linear ao invés dos altos e baixos que enfrentara nesses últimos anos. Em alguns momentos da carreira, BJ chegou a ficar com pena de Max, mas talvez essa fosse uma alternativa bem melhor de vida. Bem melhor do que a morte que ele estava vivendo.

Dois dias tinham se passado desde a tentativa de suicídio e, com tudo isso na cabeça, BJ criou a coragem que faltava e foi até a casa de Max.

Não foi direto. Primeiro parou na padaria, na esquina, aonde os dois sempre iam após horas seguidas dentro do estúdio. BJ já estava decidido, mas sabia que em poucos minutos sua vida poderia virar de ponta-cabeça, então preferiu aproveitar aqueles minutos de tranquilidade. Tomou um café, lembrando-se dos dois primeiros anos da banda, quando tudo era bem mais simples. Depois de pagar a conta, BJ baixou a aba do boné e foi caminhando até a casa de Max.

Na frente do portão, BJ olhou para os lados, respirou fundo e apertou a campainha.

Depois de alguns instantes, BJ ouviu a chave virar no portão e, em seguida, Max estava à sua frente, olhando diretamente para ele, mas ainda sem perceber quem ele era.

Fazia tempo que BJ não se olhava no espelho, mas podia imaginar que estava bem diferente, com cabelo e barba compridos, óculos escuros e boné. Max demoraria para reconhecê-lo. Mesmo que estivesse mais fácil, numa situação dessas, o que faz uma pessoa não reconhecer a outra é a predisposição. Para Max, BJ estava morto. Seu cérebro nem iria cogitar a hipótese de que ele pudesse estar ali, de pé, no portão de sua casa. Seu cérebro estava tentando localizar aquele rosto em outro banco de dados, não o de pessoas mortas.

— Pois não? — disse Max.

— Posso entrar? — BJ perguntou, tentando evitar uma reação maior de Max ali na rua.

Mesmo sem ter reconhecido de imediato, Max percebeu algo familiar naquela voz. A voz é uma coisa única e facilmente reconhecível, mas o cérebro de Max ainda se recusava a fazer a ligação imediata. Ele continuou parado, apenas olhando, sem falar, buscando algo para estabelecer a conexão.

— Sou eu, Max — BJ tirou os óculos escuros. — Se a gente entrar, vai ficar melhor para explicar tudo pra você. E eu preciso explicar.

Max finalmente entendeu quem era, e ficou em choque. Por sorte, não se exaltou e apenas colocou a mão no rosto.

— BJ? — Finalmente ele conseguiu falar alguma coisa. Estava completamente surpreso.

— Sim. Eu entendo a sua surpresa e vou entender se você preferir falar em outra hora, ou nem quiser falar comigo, mas eu realmente gostaria de conversar com você. De preferência, agora. Eu juro que posso explicar tudo.

— Como você pode estar aqui? — Max ainda não estava entendendo muito bem.

BJ resolveu ir entrando mesmo sem ter certeza da receptividade de Max. Ele estava preocupado de que alguém pudesse estar observando a cena e entendesse mais rápido que Max. Ele deu um passo à frente, indo para o lado de Max e puxando o portão.

— Max, podemos entrar e conversar, por favor? Prometo que vou contar tudo o que aconteceu.

Mesmo ainda hesitante, Max foi caminhando com BJ para dentro da casa. BJ esperou que Max o guiasse. Não queria parecer um intruso.

Na sala, BJ encontrou tudo diferente. Quando frequentava aquela casa, passava por ali rapidamente apenas para chegar ao estúdio, mas mesmo assim pôde perceber que tinham mudado a casa toda.

Max fez sinal para BJ se sentar no sofá, enquanto ele se sentou na poltrona que tinha sido do seu pai, e onde sua mãe passava a maior parte do tempo. Era a única coisa de que BJ se lembrava bem. Sempre cumprimentava a mãe de Max sentada na poltrona, vendo televisão ou fazendo tricô.

— Sua mãe? — BJ perguntou, mas já pressentindo a resposta.

— Faleceu dois anos depois do meu pai. Não conseguiu viver muito tempo sem ele.

— Entendo. Eu sinto muito. — BJ sabia o quanto Max era ligado aos pais.

— Obrigado. E a sua mãe?

— Também já faleceu. Há mais de três anos.

BJ percebeu que, ao romper a relação com Max, deixaram de dividir muitas coisas. Os dois ficaram em silêncio por um tempo. Max esperava uma explicação, mas BJ não sabia por onde começar. Ficou um tempo esperando o espanto de Max passar e decidindo a melhor forma de contar tudo. Mil coisas deviam estar passando pela cabeça de Max. Não é toda hora que se vê alguém voltando do mundo dos mortos e tocando a sua campainha.

BJ preferiu ir direto ao ponto. Contou sobre a última turnê, a conversa com Lady Madonna, o último show e a decisão de "se matar", mas deixou de fora a relação mais íntima com Lady Madonna. Explicou que a morte de mentira fora ideia de Gabriel, para conseguir mais sucesso no fim da carreira. Contou também sobre a sua prisão domiciliar e a falta de perspectiva diária. Explicou que o plano não tinha dado certo e que Gabriel não conseguiu que suas músicas voltassem a render um bom dinheiro. Falou também dos processos que acabaram prejudicando a imagem dele e dos Desistentes. Max tinha acompanhado na imprensa os problemas com Renato, mas não sabia sobre o caso da Cibelle e o acerto que Gabriel teve de fazer no caso da denúncia de estupro. BJ contou até sobre a tentativa de suicídio. Queria se mostrar o mais aberto possível, para que Max entendesse o quanto ele estava arrependido, não só do plano de ficar rico fingindo a própria morte, mas também da forma como manteve o contrato com a gravadora, deixando Max sair da banda sem o seu apoio. Explicou que essa mudança tinha sido, em grande parte, por causa do livro de Lady Madonna, que encontrou por acaso numa livraria havia poucos dias.

Max não conseguia acreditar. Estava chocado com tudo o que tinha ouvido. Enquanto BJ explicava os detalhes, Max até deu umas risadas, mas na maioria do tempo permaneceu sério. No final, pareceu entender a história toda, por mais bizarra que pudesse ser.

— Então você leu o livro? — disse Max.

— Li — respondeu BJ. — Na verdade, Lady Madonna me contou sobre a ideia de escrever o livro quando a gente se conheceu, bem antes dessa mudança.

BJ queria deixar claro para Max que ele também teve a chance de conversar com ela. Apenas não admitiria que acabou desenvolvendo um sentimento diferente por ela.

— Gostei do jeito que ela escreveu, mas com muita coisa eu não concordo. O meu lado da história ela simplesmente ignorou.

Max olhou para BJ tentando decifrar o que ele quis dizer com aquilo.

Para BJ, era claro que Max concordava mais com a versão que estava no livro do que com a visão dele. E isso não era de estranhar, já que Lady Madonna escreveu exatamente o que Max contou a ela. Era óbvio que Max sempre se achou o único responsável pelo sucesso dos Desistentes. BJ sabia disso melhor do que ninguém.

Como Max não fez nenhum comentário, BJ continuou.

— Eu acho que realmente errei ao não te apoiar quando a gravadora nos pressionou — disse BJ, querendo primeiro admitir sua parte de culpa. — Mas eu também acho que você deixou seu ego falar mais alto e acabou tomando uma atitude radical só porque se achava acima de tudo e de todos.

Max caminhou até a janela e respirou fundo.

BJ tinha pensado se deveria ou não falar tudo o que sentia, e chegou à conclusão de que nada pior poderia acontecer com ele. Sentiu-se bem ao falar o que pensava.

— Você acha mesmo isso? — perguntou Max, sem conseguir disfarçar sua indignação. — Você realmente acha que eu fiz tudo aquilo porque eu me acho melhor que você ou qualquer outro? Você acha mesmo que fiz tudo aquilo pensando só em mim?

BJ abaixou a cabeça, sem coragem de olhar novamente para Max, que estava indignado, balançando a cabeça negativamente.

— Acho que isso ficou bem claro pela atitude que você tomou — disse BJ. Ao mesmo tempo que ele não queria ofender, queria dizer tudo o que estava engasgado todos aqueles anos. — Você sempre achou que a sua música era a melhor parte da banda. Sempre achou que sem você não haveria os Desistentes. Achou que eu não tinha condições de continuar. Não estou em posição de dizer que sou um sucesso, mas eu lancei outros discos sem você.

Max deu uma risada baixa, balançando a cabeça de um lado, mais intensamente.

— Você sabe que muitas músicas desses discos são minhas, não sabe? — disse Max. — Mas nem é isso que estamos discutindo. Você realmente não entendeu nada.

BJ ficou em silêncio. Não sabia o que dizer, nem aonde Max queria chegar.

— Tudo o que eu fiz, foi por nós, pela nossa música — disse Max. — As músicas sempre foram nossas. Nem minhas, nem suas — nossas! E o que me deixou com raiva foi ver você não defender o que tínhamos de melhor. A nossa música era tudo o que a gente tinha, e nós sabíamos disso.

— Eu ainda sei.

— Mas você não fez nada para defendê-las! — Max falava de forma enérgica, mas não estava irritado. Estava apenas convicto do que faziam, como sempre esteve. — Você simplesmente pegou o melhor de nós e deixou que um bando de idiotas transformasse em lixo.

BJ quis argumentar, mas lembrou de todo o processo e preferiu não dizer mais nada.

— Tudo bem, não transformou em lixo totalmente — disse Max, percebendo a expressão no rosto de BJ. — Eles mudaram poucas coisas, concordo. Mas o que interessa é que aquelas eram as nossas músicas. Se nós achávamos que estavam boas, elas tinham de continuar do jeito que estavam. Você entende?

Sem levantar o olhar, BJ balançou a cabeça, concordando com ele.

— E eu nunca achei que eu era o único responsável pelo nosso som — disse Max. — O que seriam das minhas músicas sem as suas letras?

Aquele comentário pegou BJ de surpresa. Ele nunca esperava ouvir Max dizer uma coisa daquelas. Afinal, Max era o grande babaca que se achava melhor que ele!

— Se você não sabe a resposta, eu te digo — continuou Max. — Eu ainda componho, mas nunca mais vou conseguir fazer músicas como aquelas. E sabe por quê? Porque os moleques para quem eu trabalho não escrevem nada que preste. Pior ainda: eles nem sabem cantar. E eu também não sei. Então, o que sobrou para mim foi ficar aqui no estúdio criando e gravando músicas para um bando de retardados.

BJ nunca tinha visto a coisa por esse ângulo. Sempre achou que o seu talento para escrever letras era bem menos importante que o de Max para compor as músicas.

De qualquer forma, mesmo assim, Max o tinha deixado na mão.

— Por mais que você diga isso agora, a sua atitude mostrou completamente o contrário na época — disse BJ. — Você não quis o contrato com a gravadora. Foi uma decisão egoísta.

Max diminuiu a energia dos comentários e deu uma relaxada.

— Pode ser. Eu entendo o seu ponto de vista. Mas eu vi aonde tudo aquilo iria nos levar. Toda banda que se sujeita à gravadora acaba perdendo o controle sobre as músicas.

BJ não respondeu de imediato, mas logo encontrou as palavras.

— Você sempre entendeu dessas coisas, mas talvez o caminho tivesse sido outro. Apesar de que, agora, vendo tudo que aconteceu, só posso dizer que você tinha razão.

— Eu entendo que o que você fez também era o mais esperado — disse Max. — Eu não te culpo, mas na época foi difícil ver você confiar mais naqueles babacas do que em mim.

— Eu fiz o que achei certo para nós naquela época.

— O tempo ajuda a curar certas coisas. E confesso que, logo depois, eu já estava mais tranquilo e querendo me reaproximar. Para continuarmos amigos, pelo menos. Mas quando você lançou o terceiro disco e eu vi que vocês tinham usado todas as nossas músicas, realmente achei que você tinha sido mau caráter.

— Eu não queria usar. — BJ não conseguiu ser muito convincente, até mesmo porque não era totalmente verdade. Naquela época, ele estava com muita raiva de Max e estava disposto a provar que era capaz de continuar fazendo sucesso, por isso aceitou facilmente os argumentos para usar as músicas e apenas refazer algumas letras. — O Gabriel foi quem me convenceu de que aquelas eram minhas músicas também e a gravadora tinha direito sobre elas.

— Mas na época eu só podia pensar o pior de você. E isso acabou me afastando de vez. Nunca mais me importei com você, com a banda ou com as nossas músicas.

Os dois ficaram em silêncio por um bom tempo. BJ não sabia mais o que dizer.

— Eu realmente entendo o seu lado — disse Max. — E pode acreditar que eu não vou comentar com ninguém sobre você. Acho que você já está pagando um preço bem alto por isso.

BJ apenas agradeceu e pediu desculpas mais uma vez. Levantou e foi saindo em direção à porta.

Enquanto caminhavam pelo quintal, BJ passou seu e-mail, caso Max quisesse entrar em contato.

Despediram-se com um abraço.

BJ tinha certeza de que aquela seria a última vez que veria Max na vida, mas, mais uma vez, estava enganado.

Capítulo 18

QUASE A CURA

(2016)

ERA A ÚLTIMA FESTA DO ÚLTIMO SHOW de uma longa turnê. Esses já eram motivos de sobra para um descontrole total da banda e da equipe, que trabalhou sem descanso durante oito semanas. Mas como aquela última apresentação tinha sido a melhor em meses, todos estavam mais animados e bêbados do que nunca. O número de fãs também era bem maior do que o normal. Era como se os Desistentes tivessem mesmo voltado à época dos primeiros discos.

BJ tinha tomado todas as cervejas que passaram na sua frente e já estava pensando em ir para o quarto e cheirar pó. Só não fez isso porque algumas fãs pediram para ele tocar umas músicas no violão.

Por que não? Já que as músicas antigas tinham feito tanto sucesso naquela noite, não custava voltar mais uma vez no tempo. BJ desistiu de subir e pegou o violão. Sentou-se na beirada da mesa de centro e começou a tocar algumas músicas de que ainda lembrava. Os trechos das letras que BJ esquecia, as fãs ajudavam, cantando junto. Estava indo tudo muito bem, até BJ reparar na moça de cabelos vermelhos que acabara de entrar.

Ele parou de tocar. Os fãs não entenderam e nem perceberam para quem ele estava olhando. Pediram para ele continuar, mas BJ decidiu mudar de música. As fãs, que estavam sentadas na frente do palco improvisado, não gostaram, mas BJ disse que iria tocar uma música especial para aquela noite.

"Sem você" era a música preferida de Max. A maioria dos fãs conhecia e sabia que eles a tinham composto em homenagem ao pai de Max, que tinha morrido na época de criação do primeiro disco. "Sem você" nunca era tocada ao vivo, por ser uma música mais lenta, com arranjo no piano e alguns solos de trompete, instrumento que o pai de Max tocava. Era difícil reproduzi-la com a banda no palco, mas tocada no violão a música ficava tão boa e emocionante quanto a versão original.

Quando começou a tocar, BJ viu Lady Madonna parar bem à sua frente, no fundo do salão do hotel. Ela ficou parada, com um copo na mão, mas sem beber, apenas sentindo a música naquela versão especial. Provavelmente, para ela, a letra tinha um significado novo, assim como tinha para BJ. Enquanto cantava, BJ pensava em Max, e não apenas no pai dele. No final, todos aplaudiram muito e pediram mais, mas BJ não estava mais disposto a tocar.

BJ chegou perto do balcão de bebidas, exatamente no ponto em que Lady Madonna tinha parado para ouvi-lo cantar. Deu um sorriso para ela, mas caminhou em direção ao bar. Ela se aproximou.

— Sempre gostei dessa música — disse Lady Madonna. — E hoje gostei mais ainda.

— Então, será que Max ficou duplamente feliz essa noite? — BJ deu um sorriso e tomou um gole de cerveja.

— Não sei. Só sei que eu fiquei feliz. Achei que eu nunca teria a chance de ver vocês tocarem essa música e, pelo menos, consegui ver você cantando ao vivo. E o show, hoje... nossa... também foi uma oportunidade de voltar à época da faculdade. Pude ver vocês tocando, mesmo sem ele no palco.

— Posso dizer que para mim foi quase a mesma sensação. Claro que com alguns anos a mais.

— Você ainda parece o mesmo. E, tocando essas músicas, é como se não tivesse envelhecido. Parece que voltou no tempo.

— Se eu voltasse no tempo, as coisas seriam diferentes.

— Não teria assinado aquele contrato? — perguntou Lady Madonna, tomando também sua cerveja.

— Isso também — concordou BJ. — Mas faria outra coisa.

— O quê?

— Iria procurar uma menina da faculdade que gostava da banda e queria ser jornalista. — BJ encarou Lady Madonna por um bom tempo, tomou toda a cerveja que restava no seu copo e completou: — Gostaria muito de ter conhecido aquela menina.

Lady Madonna retribuiu o olhar e o sorriso.

— Hoje você está com esse poder de voltar no tempo. Pode conseguir isso se realmente quiser.

♦

Sem Você
(Max — BJ)

A porta do quarto agora sempre está fechada
Os sons de trompete já não passam por ali
Sem suas notas a casa ficou mais calada
Sem você o silêncio tomou conta daqui

Os passeios à tarde não acontecem mais
As ruas não sentem a sua admiração
Seus olhos viam o bem em coisas banais
Sem você os caminhos perderam a direção

As manhãs não são mais como antes
Quando um café deixava tudo incrível

Durante uma xícara, ideias brilhantes
Sem você o mundo ficou bem mais difícil

O amor deu lugar a outros sentimentos
Mas o orgulho ainda é maior do que tudo
O carinho das lembranças de todos os momentos
Sem você é difícil sentir prazer no mundo

Sem você o silêncio tomou conta daqui
Sem você os caminhos perderam a direção
Sem você o mundo ficou bem mais difícil
Sem você é difícil sentir prazer no mundo

Sem você
A vida fica diferente
Sem você
Parece que não se sente
Sem você
A tristeza é da gente
Sem você
É difícil seguir em frente
Sem você
Sem você
Sem você
Sem você

♦

BJ abriu os olhos e estava sozinho na cama do hotel. Sua cabeça doía. As poucas lembranças da noite anterior eram boas, mas não tinha certeza se eram confiáveis. Tudo poderia ter sido um sonho.

Do show ele se lembrava bem, apesar de realmente não ter parecido real. Já a festa era um borrão na memória, mas se lembrava das partes principais. Ou achava que se lembrava.

Ele tinha tocado algumas músicas no violão até a chegada de Lady Madonna. Conversaram. Beberam. Acabaram indo para o quarto, naquela cama em que ele ainda estava. Nesse ponto, ele já não tinha tanta certeza, afinal, ela não acordou com ele. Pelo que ele se lembrava, tinha sido uma noite maravilhosa, mas, mesmo que tudo tivesse sido verdade, ela não teve a mesma opinião. Do contrário, ainda estaria ali no quarto.

Nesse momento, a porta do quarto se abriu e Lady Madonna entrou com dois copos de suco de laranja e um sorriso no canto dos lábios. Ele retribuiu com um sorriso de alívio. Lady Madonna sentou-se na cama, ao lado de BJ, e deu um dos copos a ele.

— Nada como um suco de laranja — disse ela.

— O preferido para a ressaca. Obrigado.

— Mas eu tenho um presentinho para você.

Lady Madonna entregou a ele um guardanapo todo dobrado em que estava escrito: "De Lady Madonna para BJ, com todo o carinho." BJ abriu e encontrou duas aspirinas.

— Nossa, como você adivinhou que era isso que eu estava querendo ganhar? Esse é o melhor presente desde a minha primeira guitarra — disse BJ, vendo Lady Madonna sorrir.

— Quando eu vi lá em cima do frigobar, achei mesmo a sua cara. Tive que trazer.

Os dois riram. BJ colocou os dois comprimidos na boca e tomou todo o suco de uma vez. Lady Madonna bebeu devagar e deixou o copo junto do dele, ao lado da cama.

BJ passou a mão no cabelo dela e a trouxe para perto, tentando sentir se não existiria algum tipo de arrependimento. Ela se aproximou e lhe deu um beijo carinhoso no canto da boca, demonstrando que a noite não tinha sido um mero acidente devido ao excesso de bebida. Ela se deitou ao lado de BJ.

— Eu nem podia imaginar isso — disse ela, dando uma risada alta. — Não sei até que ponto isso afeta o meu livro. — E riu mais ainda.

— Agora você tem informações privilegiadas, de bastidores.

BJ também riu. Não sabia se devia deixar claro que estava interessado em algo a mais. Ao mesmo tempo, queria que ela soubesse que ele estava encantado.

Ficaram quietos por um tempo, olhando para o teto. BJ daria tudo para saber o que ela estava pensando e tentou imaginar formas de tocar em assuntos mais pessoais, mas não conseguia pensar em nada.

Depois de um tempo, foi ela quem quebrou o silêncio com a pergunta que ele menos esperava.

— Quando você pretende voltar a falar com Max?

— Eu? Falar com Max? — BJ deu uma gargalhada escrachada. Uma reação mais forte do que ele desejava no momento. — Como assim?

— Você não percebeu, ontem, como Max pode mudar a sua vida atual? Nós dois conversamos muito sobre isso.

— O que você está dizendo?

BJ estava começando a ficar irritado. Ele sempre ficava assim quando alguém colocava seu trabalho como um mero coadjuvante para o grande talento de Max.

— Você tocou as músicas do início dos Desistentes, de quando vocês eram uma dupla perfeita. Você sentiu a diferença que isso fez, não sentiu? Foi sem dúvida o melhor show da turnê. O melhor do ano.

— Foi mesmo muito bom, mas não foi com o Max e não foi só com as músicas daquela época.

— Você sabe o que eu quis dizer, não se faça de bobo. — Ela ainda estava carinhosa. Não tinha percebido que estava pisando um terreno perigoso. Ela não conhecia BJ o suficiente para saber que falar daquela maneira sobre Max mexia com ele.

— Não estou sendo bobo. Só acho que você está subestimando o meu trabalho.

— Não estou. Mas você percebeu a diferença. Não tem como negar. Todo mundo percebeu. — BJ não disse nada e Lady Madonna continuou. — E depois do show, você tocando a música que fizeram para o pai dele... Talvez nem todos saibam da história dessa música, mas eu sei, e você, mais do que ninguém, sabe da importância dela.

— Eu toquei aquela música porque as pessoas na festa queriam ouvir coisas diferentes do show. Elas mereciam isso.

Ela percebeu que BJ estava entrando em seu modo de negação, como naquela noite no bar.

— Você não está querendo admitir que Max foi importante no início. Nem aceitar que lembrar dele e das músicas de vocês foi importante ontem. Mas você sabe que é verdade.

Ela levantou, colocou o vestido e voltou para a cama. BJ notou que eles não dividiam as mesmas opiniões, mas não queria continuar nesse assunto e perder o que tinha conquistado naquela noite. Endireitou-se um pouco na cama e conseguiu puxar Lady Madonna para perto dele.

— Eu acho que a melhor coisa de ontem foi ter finalmente conhecido você de verdade. Ter passado a noite com você. — BJ deu um beijo na mão de Lady Madonna.

— O que você está dizendo? Você não pensa em entrar em contato com Max depois de tudo o que aconteceu ontem? Mesmo depois de tudo que você me falou na festa?

Mas agora BJ nem se lembrava do que tinham conversado. Sabia que falaram sobre o início da banda e sobre o primeiro disco. O nome do Max foi mencionado, mas BJ não sabia se dera mesmo a entender que voltaria a falar com ele. Muito menos que voltariam a trabalhar juntos, como Lady Madonna parecia insinuar.

— Max foi importante no início, mas isso passou e já está superado. Ficou no passado. Não tem como voltar atrás.

— Não foi isso que você falou ontem à noite — disse Lady Madonna, afastando-se de BJ.

— Eu nem me lembro do que falei.

— Mas eu me lembro muito bem. E agora entendi que, na verdade, você só falou o que eu queria ouvir. — Lady Madonna se levantou, já colocando os sapatos. — Você só queria isso: uma noite de sexo. E eu, burra, achei que era outra coisa. Como eu não percebi isso logo?

— Você está enganada! — BJ sentou-se na beirada da cama, ainda em dúvida sobre o que tinha falado ou dado a entender quando conversaram. Estava muito bêbado na hora para lembrar e, agora, estava com muita ressaca para raciocinar direito.

— Sim. Acho que enganada é a palavra certa — disse Lady Madonna. — Como pude ser tão idiota? Eu, que pesquisei tanto sobre você e tive provas sobre o seu jeito. Como fui acreditar que você era diferente? Como pude achar que você não era o babaca que todo mundo diz?

— Lady, por favor...

— Vá à merda, BJ! Espero que tenha se divertido bastante com esse joguinho. — Ela pegou a bolsa e foi caminhando até a porta. — Mas, por favor, não me faça mais de idiota. Eu odeio isso.

E bateu a porta do quarto com toda a força.

BJ se jogou na cama e tentou se acalmar. Estava irritado com Lady Madonna, mas também com ele mesmo. Como conseguia fazer essas coisas? Como podia sempre jogar pela janela as coisas boas que conseguia? Puxou o travesseiro em que ela tinha dormido e o abraçou, tentando sentir o cheiro dela, mas não sentiu nada. Tentou dormir, mas sabia que não conseguiria.

Depois daquele dia, BJ ainda tentou entrar em contato com Lady Madonna algumas vezes, mas ela sempre o evitava. Quando ligava na rádio, diziam que ela não estava ou que não podia falar com ele. Por um tempo, BJ tentou colocar na cabeça que foi apenas usado por Lady Madonna. Que ela só queria conhecer esse seu outro lado, sua relação com Max, sua vida nas festas, para escrever o seu livro.

Mas, no fundo, sabia que ela teve a melhor das intenções, e o falso foi ele. BJ não quis enganá-la, mas não podia culpá-la por pensar o contrário.

A partir daquele dia, o desânimo com a sua carreira começou a crescer. Não havia nada que o fizesse escrever letras novamente. Aquela situação toda tinha mudado sua relação com a música. BJ entendeu que a música sempre foi a sua preocupação número um, mas não era nada se não estivesse com as pessoas certas para criar e compartilhar.

Aos poucos, BJ foi descobrindo que não tinha por que continuar sua carreira.

Capítulo 19

ENTENDENDO A MORTE

(2017)

NADA MUDOU. Mesmo assim, BJ se sentia melhor por ter contado tudo para Max. Era um alívio poder confessar o que fez e, principalmente, deixar claro que estava arrependido. Só de poder falar sobre o assunto com alguém além da sua própria consciência já fez o encontro ter valido a pena. Às vezes não adianta apenas se arrepender, você precisa dividir isso com alguém.

No dia seguinte, BJ acordou bem. Não teve pesadelo durante a noite nem acordou com dor de cabeça. Levantou-se rápido e foi ao banheiro. Escovou os dentes olhando para a toalha pendurada no espelho. Depois de enxaguar a boca e lavar o rosto, BJ segurou a toalha por uma das pontas e esperou um tempo para ter certeza de que era a hora. Em seguida, arrancou a toalha com um único puxão rápido, como se estivesse descerrando uma placa de inauguração.

BJ não ficou muito surpreso com o que viu. A barba não aparada ganhou várias pontas irregulares que se destacavam no meio do volume que cobria o pescoço. O pouco de pele que aparecia no rosto estava pálido. As olheiras, que sempre teve, estavam mais profundas. Mas, apesar de tudo, não se surpreendeu, porque naquele reflexo conseguia ver o verdadeiro BJ, cheio de erros e defeitos, mas que aprendeu a viver com todos eles. Um BJ que aceitou o fracasso do mesmo jeito que aceitou o sucesso.

Nos dias seguintes, BJ se descobriu mais animado com a vida que levaria. Estava resignado. Comprou uma pequena tesoura para deixar a barba mais aceitável, já que teria de mantê-la como disfarce. Aproveitou seus dias para ir à Graceland e à livraria, além de escrever cada vez mais. Pensava sobre os próximos anos que passaria dessa forma, vivendo uma vida simples, sem contato com ninguém, sem novos sucessos no rádio e sem nunca mais poder aparecer em público. BJ se surpreendeu ao notar que aqueles pensamentos não o deixavam mais deprimido.

Nas idas à Graceland, além de procurar discos, também conversava com Elvis. Quando percebeu que nunca seria reconhecido pelo dono da loja, descobriu que ele tinha muitas histórias para contar. Falava sobre música e sobre bandas com a propriedade de quem acompanhou tudo o que aconteceu no cenário musical do mundo. Várias vezes comentou sobre os músicos idiotas que acabavam com suas vidas por causa do sucesso. Mal sabia Elvis que estava conversando com um deles.

— Se eu pudesse escolher ser um cantor, eu não seria o Elvis, apesar do meu nome — disse Elvis em uma dessas conversas. — Seria esse aí, da direita. — Elvis apontou para o primeiro disco do Pogues, que estava nas mãos de BJ. — O Shane MacGowan, porque ele conseguiu se tornar uma lenda viva mesmo sem se vender e sem buscar o sucesso da forma que todos fazem. E olha que ele nem cantava bem.

— Eu não conheço muito a carreira dele. Não acompanhei direito essa banda — disse BJ.

— Comece por esse disco, então. Eles foram excelentes enquanto tiveram o Shane. E o melhor de tudo é que ele não virou uma dessas celebridades que não consegue mais viver uma vida normal. Ele é idolatrado por quem realmente entende a música dele e pronto. Quer coisa melhor que isso?

BJ entendia muito bem o que Elvis estava falando.

— Você nunca pensou em ter uma banda, mesmo? — perguntou BJ.

— Não. Essas coisas não são para mim. — Elvis chacoalhou a cabeça. — Mas eu nem fico triste por isso. Eu gosto de viver minha vida assim, na rotina. De casa para Graceland, de Graceland para casa. Tenho meus discos, meus gibis. Do que mais eu precisaria? Pense bem. A vida é isso. As pessoas é que complicam, mas no fundo não precisam de muita coisa. BJ deu um sorriso e concordou com a cabeça. Era reconfortante ouvir Elvis falar de uma forma tão simples sobre algo que parecia tão complexo.

Voltando para casa, com o disco do Pogues embaixo do braço, BJ percebeu que a vida era simples realmente. Não tinha como evitar os problemas, mas também não tinha por que ficar sofrendo por algo que ele não tinha mais como mudar. Chegou em casa com vontade de escrever algo sobre isso. Pegou seu caderno e colocou o "Red Roses For Me" para tocar.

Quando se preparava para começar a escrever, deu uma olhada para a tela do computador e tomou um susto. Havia três e-mails na sua caixa de entrada. Só podiam ser respostas de Lady Madonna. Quem mais escreveria para ele?

Ele ficou vários dias sem usar o computador porque já não se interessava muito pelas notícias do mundo dos vivos. Lady Madonna devia ter respondido há um tempão e ele não deu sinal de vida. Ela devia estar achando que ele sumiu.

BJ abriu o programa de e-mail e só quando viu o remetente é que se lembrou: os três e-mails eram de Max. O primeiro era do dia anterior e dizia apenas:

Preciso falar com você urgente. É importante.

O segundo:

Melhor falar pessoalmente. Se puder, venha aqui.

O terceiro, enviado naquela manhã:

Você não deve ter visto meus e-mails. E foi melhor você não ter vindo. Poderia ter sido visto por quem não devia. Prefiro te encontrar na sua casa ou em qualquer outro lugar que você queira. Me responde logo. É do seu interesse. Estou esperando.

Aquelas mensagens o intrigaram. Será que Max se lembrou de alguma coisa do passado? Alguém os teria visto conversando? Ou ele teria alguma notícia sobre Lady Madonna? Será que ele ainda falava com ela? BJ se esqueceu de lhe perguntar isso. Eles podem ter ficado amigos durante as entrevistas para o livro. Mas, nesse caso, provavelmente Max já teria dito alguma coisa. Ou não?

Será que Max estava preocupado em não serem vistos por Lady Madonna? Talvez ela ainda frequentasse a casa dele.

BJ respondeu ao último e-mail, chamando Max para seu apartamento.

♦

Quando a campainha tocou, BJ já estava ansioso. Largou o sanduíche que estava comendo e foi abrir a porta.

— Achou fácil? — perguntou ele, já fazendo um gesto para Max entrar.

— Claro. Conheço bem essa parte do centro.

— Se você quer se esconder em Curitiba, basta ficar bem no meio da cidade — disse BJ, enquanto levava o resto do sanduíche para a cozinha. — Senta aí, Max. Fique à vontade. Vou fazer um café. Você toma?

— Café é sempre bom.

— Eu te ofereceria uma cerveja, em nome dos velhos tempos, mas eu parei de beber e de usar outras coisas também, então os velhos tempos vão ficar apenas nos velhos tempos mesmo.

Para BJ, era estranho saber que Max não tinha acompanhando essa sua fase de vícios e nem as besteiras decorrentes deles. Mas, se Max acompanhava as notícias do meio musical, já devia ter ouvido alguma coisa. Todas as encrencas em que BJ se meteu foram sempre muito noticiadas.

BJ ligou a máquina de café e, quando voltou para a sala, viu que Max tinha encontrado o seu caderno aberto sobre a mesa. Pensou em tirar da mão dele, mas ver Max folheando seu caderno lhe trouxe uma lembrança boa.

— Você continua escrevendo? — Max parou em uma página qualquer e começou a ler. BJ foi até ele, meio encabulado.

— São só algumas poesias. Ajuda a passar o tempo — disse BJ. — Sei que ninguém vai ler, mas para mim já vale muito.

— Eu estou lendo e posso garantir que estão melhores do que nunca. — Max percebeu que BJ estava incomodado e sem graça, então deixou o caderno novamente sobre a mesa.

— Estou curioso sobre o que você precisava me falar — disse BJ, mudando de assunto. Jurava que Max falaria sobre Lady Madonna, mas o assunto era outro.

Max tirou uns papéis dobrados do bolso da jaqueta de couro ao mesmo tempo que começou a falar.

— Você sabe que eu nunca fui muito com a cara do Gabriel.

BJ concordou com a cabeça. Para Max, Gabriel não fez nenhuma força para mantê-lo na banda e fez de tudo para se livrar dele.

— Eu já tinha ouvido várias histórias sobre a falta de caráter dele, mesmo naquela época — continuou Max. — Então resolvi levantar informações e descobri algumas coisas bem interessantes. — Max balançou os papéis que estava segurando. — Trabalho para várias gravadoras e tenho um bom contato com algumas pessoas.

Max começou a desdobrar os papéis, mas ainda esperando a hora certa para mostrar a BJ.

— Alguns dias depois que conversamos, me encontrei com um amigo que tinha trabalhado com o Gabriel. Entrei no assunto de forma sutil, mas então ele começou a falar sobre você. Aquilo me chamou a atenção, afinal, queria ouvir coisas sobre Gabriel e achei que sua relação com ele não existisse mais.

BJ foi ficando cada vez mais curioso. Max percebeu e continuou.

— Mas, na verdade, ele não estava falando especificamente de você, e sim das suas músicas. Ou nossas músicas, se for pensar bem. — BJ apenas assentiu com a cabeça. — A questão é que esse amigo comentou que pegou vários trabalhos de remix das suas músicas, que serão lançadas aqui no Brasil e em toda a América Latina.

— Como assim, serão lançadas?

— Foi o que eu quis entender, afinal, você tinha me dito que esse plano tinha sido abortado por causa das denúncias e tudo mais. O que ele me disse foi que Gabriel tinha fechado um acordo gigante com a gravadora para fazer um lançamento de um tributo aos Desistentes, com participação de alguns artistas, mas principalmente umas releituras das músicas da banda. Será uma caixa com uns quatro CDs.

— Deve haver algum engano. Tem certeza de que ele não confundiu os nomes? Tudo isso iria acontecer, mas acabou não dando certo.

— Eu confirmei e comentei com ele que o Gabriel tinha se dado mal com a história toda do Renato e estava agenciando umas bandas iniciantes, como você me contou. Mas esse meu amigo deu risada e disse que gostaria de ter se dado mal como o Gabriel. Segundo ele, seu empresário nunca esteve tão bem. Está vivendo dos direitos das músicas dos Desistentes.

— Eu não posso acreditar nisso!

— E sabe o que ele falou que mais me surpreendeu?

— O quê?

— Ele disse que Gabriel e Renato fizeram um acerto. Gabriel agora é empresário de Renato e do que eles estão chamando de "novos Desistentes", mas será lançado com outro nome para evitar problemas legais.

— Não é possível. Ele estava puto com o Renato. Teria que pagar um dinheiro absurdo se Renato ganhasse a causa.

— Isso mesmo: se ganhasse a causa — disse Max. — Mas, até onde eu me informei, o processo está correndo de forma bem lenta. Aparentemente, sem muito interesse da parte de Renato. Justamente porque eles têm um acordo.

— Eu não estou acreditando.

— Mas pode acreditar.

— Como ele está conseguindo lançar coletâneas dos Desistentes e receber os direitos?

— Então, essa conversa foi só o começo. Fiquei curioso e resolvi pesquisar mais, conversando com alguns produtores conhecidos. Gabriel fez tudo de uma forma bem pensada. Mesmo que você descobrisse os lançamentos, não iria descobrir que deram resultado, porque ele fez tudo por meio de benefícios de incentivo cultural. Dessa forma, a burocracia ajuda a esconder o processo todo. Também é mais simples em termos de autorizações e assinaturas, já que os artistas envolvidos nesse tipo de projeto têm que abrir mão dos seus ganhos com cachê ou direitos. Sem falar que ele deve ter ainda algumas procurações que permitem assinar por você.

BJ se lembrou de que tinha mesmo dado esse poder para Gabriel na época em que ele cuidava de tudo para ele.

— Mas, espera aí! — interrompeu BJ. — Mesmo que ele tenha algum poder de decisão sobre os meus direitos, como pode ganhar dinheiro se ele teve que abrir mão deles? Alguma coisa está errada.

— O Gabriel é mais esperto do que a gente pensa. A grande jogada é que ele montou uma instituição sem fins lucrativos, apenas de fachada, para representar o projeto. Ou seja, ele abriu mão dos lucros, revertendo para essa instituição, que no final das contas é dele. Isso ainda sem precisar pagar imposto. É dinheiro limpinho no bolso dele.

— Filho da puta! — BJ se levantou para pegar o café, mas também para conseguir se acalmar e digerir todas as novas informações.

— Eu consegui acesso a alguns dos relatórios da instituição que ele criou — continuou Max. — É uma grana boa. E como você não tem mais nenhum membro da família vivo, ele ainda pode ficar com a parte que seria destinada a você, se estivesse vivo.

— Quer dizer que se eu disser que estou vivo esse dinheiro vem para mim?

Max tomou seu café, pensando na resposta certa.

— Uma parte dele, sim, claro. Mas você seria preso, não seria? — questionou Max.

— Sim, mas poderia colocar Gabriel na cadeia também por toda essa sacanagem.

— Acho que seria bem difícil provar. — Max tentou manter a calma e fazer BJ também se acalmar um pouco. — Na verdade, só queria que você soubesse de tudo, porque se você não estava vendo um motivo para viver depois de morto, agora você tem um bom.

BJ tentou pensar em uma solução, mas todas esbarravam no problema de ele não poder admitir a trama toda. Gabriel tinha planejado tudo muito bem. Sabia que ele não poderia denunciar, mesmo que descobrisse.

— Tenho uma notícia pior — disse Max. — Quer dizer… por um lado, até que é uma notícia boa.

— No que mais o Gabriel me ferrou?

— Lembra da acusação de estupro?

— A Cibelle também está envolvida?

— Não. Pelo contrário — disse Max. — Descobri que ela nunca procurou Gabriel. Cibelle me contou que o único contato que ela teve com Gabriel nos últimos tempos foi para organizar uma vigília em sua homenagem. Ela confirmou que nunca teve nada com você e você nunca tentou nada com ela. Ela até ficou chocada com a minha pergunta.

BJ ficou ainda mais surpreso. Gabriel tinha se aproveitado da insinuação do jornalista sobre acusações de abuso sexual nos shows para roubar mais um milhão de reais.

— Eu preciso fazer alguma coisa contra esse filho da puta — disse BJ. — Ele é um criminoso, Max!

— Eu sei, mas você também é.

Max tentou não soar grosseiro, mas não teve outro jeito de falar aquilo. BJ e Gabriel cometeram vários crimes. Um era cúmplice do outro. Mas apenas um deles estava levando vantagem.

BJ e Max tomaram mais uma xícara de café, tentando pensar num jeito de recuperar alguma parte do que Gabriel tinha roubado.

— Acho que vou pegar um voo para São Paulo e falar com o Gabriel — disse BJ, depois de um tempo.

— Besteira — disse Max, levantando-se para colocar as xícaras na cozinha. — Ele vai negar, inventar umas histórias, contar outras mentiras. Provavelmente vai dizer que a instituição não é dele e que a Cibelle apenas não quis confessar para uma pessoa fora do acordo. Vai dizer que combinou isso com ela. No fundo, ele sabe que você não pode fazer nada, sendo um morto-vivo.

Max deu uma risadinha e BJ também tentou rir daquilo, mas a frustração de não poder fazer nada ainda era grande. Ele só queria poder confrontar Gabriel e exigir seus direitos.

— Agora o negócio é esfriar a cabeça e pensar em tudo o que você já passou. Vamos ver se encontramos um jeito de recuperar isso tudo, ou pelo menos nos vingar de Gabriel.

Max juntou os papéis que tinha trazido, já caminhando para a porta.

Para BJ, era bom ouvir Max falando desse jeito, como se fossem parceiros novamente. Por um instante sentiu como se estivessem trabalhando juntos mais uma vez.

Capítulo 20

RECUPERANDO A VIDA

(2017)

POR MAIS QUE TENTASSE, BJ não conseguia parar de pensar em todos os golpes de Gabriel. Era muita falta de caráter. Mas, no fundo, era de esperar.

BJ lembrou-se que Gabriel apenas se tornou empresário dele porque soube se aproveitar da situação. Tinham ficado amigos por causa das festas, da bebida e das drogas, e Gabriel usou isso para mostrar para a gravadora que BJ precisava de alguém para cuidar dele. Gabriel conquistou a confiança da gravadora e de BJ, e assim conseguiu o poder para cuidar de todos os detalhes, não só da vida profissional de BJ, mas também da pessoal. Em resumo, Gabriel se tornou uma babá de luxo, um secretário executivo e aproveitador profissional, com autonomia para fazer o que bem entendesse. O que mais Gabriel tinha feito durante todo esse período?

BJ sempre esteve muito chapado para perceber qualquer coisa. Gabriel pode ter começado a aplicar golpes muito antes. O jornalista tinha mencionado a sonegação de impostos dos últimos quatro anos, e também era Gabriel quem cuidava disso.

As lembranças deixavam BJ enojado. Gabriel sempre deu sinais de que não era uma boa pessoa, mas BJ não foi capaz de perceber. Foi Gabriel quem convenceu tanto BJ como a gravadora de que poderiam e deveriam usar as músicas de Max nos novos discos. BJ quis encerrar sua carreira, mas o plano de fingir sua morte também foi ideia de Gabriel. BJ poderia dar a desculpa de que foi sempre manipulado em momentos de depressão e abuso de álcool e drogas, mas no fundo ele sabia que isso não era justificativa para não ter enxergado o óbvio.

BJ se perguntava se, quando decidiram fingir sua morte, Gabriel já estava pensando em todas essas coisas ou se foi um plano que realmente deu errado e ele foi improvisando, arrumando formas de sair ganhando de qualquer jeito, como sempre fazia. BJ só sabia de uma coisa: Gabriel era um grande canalha, que merecia ser punido.

Naquele exato momento, seu ex-empresário estava executando um grande plano cujo objetivo era se dar bem à custa dele. E nesse novo plano de Gabriel, era até melhor se BJ tivesse morrido de verdade.

Como pôde não ter percebido nada?

Gabriel chegava com as notícias sobre os problemas que surgiam, já sabendo que nada poderia ser questionado por BJ. Ele nunca poderia sair do apartamento para falar com Cibelle, nem com Renato, nem com o tal jornalista que estava investigando os impostos, nem com Lady Madonna.

E mesmo agora, sabendo de tudo isso, BJ continuava sem poder fazer nada. Mas precisava encontrar um jeito.

Continuou pensando em ir falar com Gabriel e exigir o seu dinheiro de volta, mesmo sabendo que Max tinha razão ao dizer que não daria certo.

Enquanto pensava em formas de se vingar de Gabriel, BJ recebeu mais um e-mail. Ainda tinha o hábito de achar que poderia ser Lady Madonna, mas era Max novamente, dizendo que tinha encontrado a forma perfeita de se vingar de Gabriel. Queria encontrá-lo naquele mesmo dia.

♦

Como combinado, BJ chegou às dez da noite. Ele mal tocou a campainha e Max já abriu o portão. Devia estar esperando, ansioso, já no quintal da casa.

— Pensei em tudo! — disse Max, praticamente puxando BJ para dentro do quintal. Os dois caminharam até a sala.

— Estou curioso — disse BJ. — A única coisa em que pensei foi fazer uma denúncia anônima. Gabriel sempre foi meu fornecedor, e posso alegar que ele me incentivou a usar para poder me controlar e pegar meu dinheiro. Você acha que daria certo?

— Entendo a ideia e acho que até seria uma alternativa, mas não acho a mais correta.

— E você acha correto o que ele fez?

— Não é por aí que temos de pensar — disse Max. — Você está querendo se vingar de Gabriel agindo como ele. Não acho que seja o melhor caminho. Você deve se vingar, sim, mas fazendo do seu jeito. Usando os meios legais.

— O ilegal eu já fiz, Max. Você esqueceu? E isso também foi ideia dele.

— Sim, mas, além de tudo, essa sua ideia iria expor o seu vício. Mesmo você tendo parado, irão aparecer histórias do passado. Coisas de que você não se orgulha, posso apostar. E o pior de tudo é que você teria de confessar que não está morto. Nós o pegaríamos, mas perderíamos você de qualquer forma.

— Você tem razão. Apesar de que não estou mais tão preocupado comigo.

Apesar de estar disposto a qualquer coisa para se vingar de Gabriel, BJ ficou satisfeito em ver que Max se preocupava com ele.

— Pense em você e no que você acredita, nas pessoas que são importantes para você. É isso que vale no final de tudo — disse Max.

Ele tinha razão, mas BJ não estava mais acostumado a pensar dessa forma. Em quem ele pensaria?

— Eu tenho uma ideia melhor — disse Max. — Eu vi uma parte das coisas que você está escrevendo, mas queria saber: quantas letras novas, iguais àquelas, você já tem prontas? — perguntou Max, antes de começar a falar sobre o seu plano.

— Na verdade, são poesias. Tenho várias, afinal, tempo livre é o que não me falta ultimamente.

— Tenho certeza de que são ótimas letras.

Max se levantou, agitado e empolgado com a ideia. Chegou bem perto de BJ e o segurou pelos ombros.

— Minha única dúvida é: você está disposto a voltar a cantar?

BJ ficou assustado a princípio, mas logo ficou animado, mesmo sem saber ao certo o que Max estava planejando.

— Claro que sim! — respondeu BJ.

— Perfeito, então. Já reservei o estúdio, temos as próximas semanas só para nós, começando amanhã. Chegue bem cedo. Temos um grande trabalho pela frente. E traga seus cadernos!

Os dois se despediram e BJ voltou para casa com a mesma sensação que sentiu depois que conversou com Max naquela padaria perto da reitoria, dez anos antes.

No dia seguinte, BJ chegou bem cedo, com alguns cadernos debaixo do braço. Dessa vez, Max o levou direto para o estúdio, no fundo da casa.

Era a mesma garagem de antigamente, mas agora com uma estrutura profissional e equipamentos mais modernos. Max tinha feito uma reforma que transformou o lugar que eles ensaiavam num estúdio do mesmo nível dos que BJ usava para gravar seus últimos discos.

— Muito bem, BJ — disse Max. — Vamos escolher algumas letras, exatamente como a gente fazia. Depois vamos trabalhar nas novas músicas.

— Desculpa, Max, mas eu ainda não entendi o que isso tem a ver com o Gabriel.

— Você continua sem entender como as coisas funcionam, não é? Se não fosse eu, você estaria perdido desde o início. — Max deu uma gargalhada longa enquanto ligava os equipamentos.

— Talvez demorasse um pouco mais, eu admito — disse BJ, rindo também.

— Sabe o que faz mais sucesso que relançar músicas de um artista morto?

— Não — disse BJ. — Mas pelo jeito você sabe.

— É quando encontram materiais inéditos desse artista morto, que ninguém sabia que existia. Gravações antigas, que nunca foram lançadas antes e estavam esquecidas dentro de um cofre, no fundo de uma gaveta ou, se preferir, na garagem de um ex-membro da banda.

BJ olhou para Max e abriu um sorriso.

— Que ideia genial, Max!

— Pense comigo. John Lennon, Elvis, Frank Sinatra, Michael Jackson. Todos passaram por isso e seus herdeiros conseguiram muita grana. Agora é a sua hora de conseguir a mesma coisa.

BJ estava impressionado com o plano, mas ainda não tinha conseguido entender tudo.

— Explica melhor como isso dá certo no final.

— O negócio é o seguinte — continuou Max. — Vamos gravar músicas inéditas, e ninguém vai saber quando foram gravadas. Vou manter a sonoridade do início dos Desistentes. Em seguida, eu apareço com esse material, dizendo que encontrei por acaso. Lanço o material, já que eu posso fazer isso, afinal, a gravadora não tem direito sobre materiais anteriores ao contrato. E o melhor é que ninguém vai desconfiar, afinal, você está morto, e eu não falo com você há anos.

— Realmente é genial. Essas músicas vão surpreender muito mais os fãs.

— Exatamente. E eu vou poder te repassar todo o dinheiro.

— Então vamos começar já!

Os dias que se seguiram foram os mais felizes da vida de BJ. Melhores do que quando começaram, porque naquela época BJ não tinha certeza de nada. Nem de que estavam fazendo algo realmente bom. Ainda existia a preocupação de conseguir shows, contratos e todo o resto. Agora, tudo o que importava era fazer as melhores músicas e cantar da melhor forma possível, sem se preocupar com mais nada.

Max e BJ tomaram o cuidado de manter a sonoridade do início de carreira, e também escolheram as letras mais atemporais. Como sempre, Max foi surpreendente nas melodias. As músicas ficaram ainda melhores do que as antigas.

Em duas semanas, um álbum totalmente novo dos Desistentes estava pronto para ser gravado.

— Agora que as músicas estão todas definidas, só falta um detalhe. — Max se levantou da sua estação de trabalho. — Espere aqui que eu já volto.

Sozinho, BJ aproveitou para olhar algumas caixas onde Max guardava as coisas antigas da banda, da época em que fizeram as primeiras músicas. Eram fotos deles na faculdade, ingressos dos primeiros shows, jornais com as primeiras entrevistas. Era impressionante como eles eram ingênuos naquela época. Mas ao mesmo tempo já dava para sentir que aquilo era o que eles queriam fazer para o resto de suas vidas.

Nas caixas, BJ também encontrou coisas mais recentes, do período em que não estavam mais juntos. Tinha algumas fotos de Max com outras bandas com quem ele trabalhou. Mas o que chamou a atenção de BJ foi encontrar, junto com essas fotos, uma série de bilhetes de Lady Madonna. Sentiu-se mal em invadir a privacidade de Max, mas não conseguiu resistir. E viu que a maioria dos bilhetes eram mensagens de agradecimento dela.

"Você é a pessoa mais importante na minha vida." "Sem você, não sei o que seria de mim." "Obrigada por fazer parte da minha vida."

Apesar de parecerem bem recentes, não havia data em nenhum. Aquilo explicava por que Lady Madonna sempre defendeu Max em seu livro. Os dois ficaram bem mais próximos do que BJ tinha imaginado.

BJ ouviu Max voltando e guardou os bilhetes na caixa. Quando Max entrou com um equipamento empoeirado nas mãos, não percebeu nada.

— Vamos deixar isso tudo com mais cara de passado ainda — disse Max, colocando uma mesa de som antiga sobre a bancada.

— Não acredito. É aquela mesma?

— Sim. Ela foi ficando por aí e eu nunca quis me desfazer dela, porque eu sentia que tinha um significado importante. E agora percebo que existia um motivo maior.

— Será como nos velhos tempos, então?

— Sim! Se depender de mim, ninguém vai descobrir que você está vivo.

BJ evitou pensar nos bilhetes e na relação de Max com Lady Madonna para não prejudicar o que precisava ser feito.

Quando tudo ficou pronto, parecia realmente que Max tinha criado o disco número zero dos Desistentes. Soava como se realmente tivessem feito tudo quando ainda frequentavam as aulas na Federal.

Naqueles dias, eles voltaram ao início da carreira. BJ ficou animado durante toda a gravação, mas, quando o processo todo acabou e ele voltou para o seu apartamento, não conseguia parar de pensar em Max e Lady Madonna juntos. Ele não tinha conseguido ficar com ela, mas Max soube reconhecer a mulher especial que ela era.

Será que ainda estavam juntos? Seria ela no outro dia, e por isso Max disse que BJ poderia ser visto por quem não devia? BJ queria esquecê-la, mas era difícil.

Capítulo 21

SEGUNDA CHANCE

(2017)

MUITO ANTES DO HORÁRIO PREVISTO, BJ já estava sentado na frente da TV, mas o programa ainda não tinha começado.

Assim que terminou de mixar todas as músicas, Max mandou alguns e-mails para jornalistas que escrevem sobre cultura e trabalham em canais de TV a cabo. O Show Cultural, da TV Cult, não demorou para marcar uma entrevista, e como esse é um programa muito conceituado no cenário musical, com o público perfeito para o que ele estava querendo, Max fechou exclusividade com eles. Sabia que, para terem a repercussão que desejava, não precisaria de nenhum outro canal. Além disso, como um reforço, levou uma jornalista freelancer de Curitiba, chamada Penélope, para acompanhar a transmissão ao vivo. Ela ficou encarregada de escrever uma matéria completa e tentar a publicação em algum portal ou jornal impresso.

Agora, o dia da entrevista tinha chegado e BJ estava ansioso. Quando a vinheta do Show Cultural começou, BJ se ajeitou na poltrona para se concentrar totalmente na entrevista.

Kat Lemos, a apresentadora do programa, tinha jeito de menina, cabelo azul e um piercing no nariz.

— Hoje temos um programa especial, porque faremos uma entrevista exclusiva e uma revelação surpreendente.

A câmera abriu e mostrou Max sentado diante dela.

— Estou aqui com Max, ex-integrante da banda Desistentes e antigo parceiro de BJ, que faleceu há menos de um ano. Max vai contar uma novidade bombástica exclusivamente para nós, então não saiam daí, porque depois de um rápido intervalo Max vai falar pra gente tudo o que está acontecendo na sua vida e fazer essa grande revelação.

A vinheta passou novamente seguida de um pequeno intervalo comercial com os patrocinadores do programa. BJ tentava imaginar quantas pessoas estavam assistindo naquele exato momento. Será que havia mesmo muitas pessoas interessadas no que aquela garotinha de cabelo azul acabou de anunciar?

Começou a se perguntar se Max tinha tomado a decisão certa. BJ sentia que ninguém mais se importava com os Desistentes, e muito menos com ele. Quem se importaria com novas músicas de um cara morto? E será que Max tinha razão sobre elas? Iriam mesmo despertar o interesse dos fãs? Será que alguém no país está vendo isso?

O programa recomeçou. A câmera mostrou Max na poltrona, na frente da bancada da apresentadora. Ele sorriu para a câmera.

— Max, conte primeiro o que você fez desde que saiu dos Desistentes, e o que anda fazendo no momento.

— Depois de romper com a banda e, principalmente, com a gravadora, fiquei um tempo viajando, para tentar me desligar desse mercado complicado.

— Complicado em que sentido?

— Por causa de toda a manipulação que existe. O talento de um artista é algo único, um trabalho muito pessoal. Um pintor pinta seus quadros e não muda de estilo só porque o dono de uma galeria acha que vai atrair mais público. Mas na música é justamente isso o que acontece. Um bando de executivos, produtores, diretores e supervisores acham que podem dizer para você o que fazer e como compor suas músicas.

— Então você não rompeu só com BJ, com os Desistentes e com a gravadora, mas com esse padrão do mercado musical como um todo?

— De uma certa forma, sim. Naquela época, pelo menos. Mas é claro que eu preciso sobreviver, e isso é a única coisa que eu sei fazer direito. Não vou ser hipócrita. Depois de rodar o mundo todo, voltei e comecei a trabalhar como freelancer para algumas bandas e gravadoras.

— Para que bandas você tem composto, e com quem você tem gravado ultimamente?

— Eu componho e faço os arranjos para a Menina Nova, uma banda de tecno-pop aqui de São Paulo. E fiz todo o trabalho de gravação e mixagem para Os Mobiletes, uma banda de rock de garagem lá de Curitiba, que tem umas influências bem ecléticas. Tem sido bem divertido e eles estão conquistando cada vez mais espaço. Isso é o que importa.

— A Menina Nova já esteve aqui tocando ao vivo no nosso programa, são muito bons, realmente. Parabéns!

— São, sim. Eu cuido mais dos arranjos das músicas. O mérito é todo deles.

BJ deu uma risada. Com certeza Max compunha tudo para esses garotos, mas não podia admitir. Infelizmente é assim que funciona.

— Mas você está aqui para falar de algo em que o mérito é todo seu, não é mesmo? — Kat consultou suas fichas para manter a ordem combinada da entrevista.

— Meu e do BJ também, claro. Apesar de termos perdido contato e ele ter morrido assim, de forma tão prematura.

— Vocês nunca mais se falaram depois da sua saída dos Desistentes, não é mesmo?

Nessa hora, Max abaixou a cabeça e ficou um pouco emocionado.

— Nunca mais. Mas gostaria muito de ter tido a chance de falar com ele mais uma vez, talvez fazer algo junto de novo. — Ele olhou para a câmera. — BJ, onde você estiver, saiba que você é o cara.

BJ deu uma gargalhada e percebeu que Max estava se esforçando para segurar o riso. Max tinha avisado que falaria isso em algum momento da entrevista.

A apresentadora olhou para a câmera, dirigindo-se aos telespectadores.

— Parece que Max tem uma grande novidade para todos nós, fãs dos Desistentes — continuou a apresentadora. — Uma excelente notícia para todos aqueles que acharam que nunca mais iriam ouvir músicas novas da banda e, principalmente, para as pessoas que, assim como eu, achavam que nunca mais iriam ouvir músicas compostas por vocês dois, não é verdade? — Kat olhou novamente para Max.

— Isso mesmo — disse Max.

— Vamos deixar bem claro que, mesmo o som dos Desistentes tendo continuado muito legal todos esses anos, nada se compara aos dois primeiros discos, com as músicas feitas por vocês dois.

Max olhou para a câmera e concordou. BJ também concordou, sentado em seu apartamento.

— Conte para a gente essa grande novidade! Acho que o público não está mais aguentando de ansiedade.

BJ também estava ansioso. Sentou-se na beirada da poltrona e ficou esperando Max começar a falar.

— No início da banda, BJ e eu gravamos muitas músicas, mas algumas foram perdidas junto com um HD que queimou. Ficamos muito chateados na época, mas continuamos a criar várias outras muitas músicas novas. Recentemente, quando eu voltei de viagem, mandei reformar toda a minha garagem, que era onde a gente ensaiava e gravava nossas músicas na época.

— Não me diga que você encontrou e recuperou aquele HD? — Kat não conseguia se conter de ansiedade.

— Não, calma, haha!... Esse se perdeu para sempre! Mas, como eu dizia, durante a reforma, um monte de objetos antigos, entre fitas, HDs, discos e papéis velhos, foi colocado em várias caixas, que foram guardadas num canto. E há uns dias, quando eu fui organizá-las, eu encontrei um CD sem nada escrito. Senti um arrepio.

— Por quê?

— Eu tive uma sensação de que sabia o que era. Assim que coloquei o CD no computador, confirmei. Lembrei que era um backup esquecido de algumas das nossas primeiras músicas que tinham sido perdidas com o HD queimado! O CD tinha quinze músicas inéditas!

— Você descobriu praticamente um álbum inteiro perdido?! Um disco inédito dos Desistentes? Todas as músicas prontinhas e esquecidas no fundo de uma caixa?

— Mais ou menos isso. Algumas ainda eram apenas trechos e outras não estavam mixadas. Mas a essência de todas elas já estava lá e, principalmente, o vocal de BJ estava muito bem gravado. Eram de quando eu e BJ gravávamos tudo sozinhos, então nem o Jonas e nem o Renato chegaram a conhecê-las.

— Então, são só vocês dois, no melhor momento da carreira dos Desistentes.

— Eu sou suspeito para falar, mas acredito que sim, Kat. Gosto muito dessas músicas. Foi um prazer quando pude ouvir e me relembrar delas.

— E como elas são? Bom, desta vez espero que você tenha feito backup desse CD.

— Haha. Sim, Kat, não vou perdê-las de novo. As músicas me surpreenderam porque parecem bem atuais, e não sei se estou nostálgico demais depois da morte de BJ, mas posso afirmar que estão entre as melhores da nossa carreira.

— Uau! Quando vamos poder ouvir? — a apresentadora não disfarçava o entusiasmo.

— Quero fazer tudo como a gente costumava fazer no início, quando a grande preocupação era produzir boas músicas para os fãs e nada mais. Então, resolvi lançar o CD de forma independente, como o nosso primeiro disco. Mas já na próxima semana teremos um site onde vou contar um pouco da história dessas músicas, e vou liberar a primeira delas para download. A música se chama "Mudou Tudo" e, nem preciso dizer, tem uma ótima letra de BJ.

— Isso é um presente para os fãs?

— Com certeza. Eles merecem isso. Tenho certeza de que BJ iria gostar que fosse feito dessa forma.

BJ tinha realmente gostado da ideia de lançar de forma independente e juntar os fãs no site, oferecendo a música de graça. Tinha tudo para dar certo. Max sabia como fazer essas coisas.

— Eu também tenho certeza de que os fãs vão adorar, justamente por saber que foi um trabalho de vocês dois juntos. Músicas da época em que vocês eram os caras mais criativos do país.

A seguir, Kat chegou mais perto de Max e mudou o tom, como se estivesse fofocando.

— E os relacionamentos, Max? As fãs querem saber se você está solteiro.

BJ viu Max ficar sem graça e responder que estava bem e tranquilo. Max disse que sempre preferia não misturar os assuntos pessoais com os profissionais. BJ não pôde deixar de pensar na relação dele com Lady Madonna. Essa era uma pergunta que ele gostaria de ver Max respondendo. Será que eles ainda estavam juntos? Ainda se falavam? Será que ela ainda gostava dele? Poderiam muito bem ainda estar namorando. Max era muito discreto.

— Tudo bem, Max, vamos encarar isso como uma possibilidade, não é, meninas?

A apresentadora olhou para a câmera e aproveitou para começar a se despedir.

— Agora, pessoal, o lance é ficar ligado no site e esperar a música "Mudou Tudo" ser lançada, e também aguardar o CD que sai em seguida. Quero agradecer pela presença de Max aqui no programa, hoje, e vamos continuar acompanhando e trazendo em primeira mão essas músicas inéditas, que todos queremos ouvir.

Max se despediu com um aceno e já começou a tirar o microfone. Ele parecia bem satisfeito com a entrevista. BJ também estava confiante, apesar de não ter certeza de que aquilo atingiu o público do jeito que eles queriam.

Dois dias depois, Max avisou que a matéria de Penélope tinha sido aceita pela editoria de um grande jornal de São Paulo. No dia seguinte, BJ saiu cedo para comprar o jornal.

A matéria estava melhor do que ele esperava. Penélope também entendia muito sobre a carreira deles. Destacou as qualidades de compositor de Max, o que não era difícil de reconhecer, mas também falou muito bem de BJ, e fez um comentário muito positivo sobre a letra da nova música, que tinha recebido de Max em primeira mão.

Dessa vez, BJ não iria acompanhar de perto a repercussão toda, mas ele não se importava mais com isso. Ele tinha passado por todo esse processo sozinho e agora era a vez de Max sentir o gostinho da fama. Se tudo desse certo, como eles pensavam, Max teria todas as alegrias e as tristezas de ser uma celebridade.

BJ se contentava em saber que fez o melhor.

♦

Mudou Tudo
(Max — BJ)

Gritos que ficam no ar
Meu nome não tem som
Seu rosto é invisível
Até o show acabar
O palco já não é igual

Mas sou o mesmo aqui
Ninguém percebe o que
Sempre nos fez mal

Vem ver que eu mudei
Ver o que eu consigo ser
Agora que eu te encontrei
Vem comigo viver

Uma coisa bem diferente
Aconteceu para mim
Resolvi deixar para trás
Quem não me faz contente

Estou velho demais
Não consigo pensar
Em um jeito de fazer
Uma mudança a mais

Vem ver que eu mudei
Ver o que eu consigo ser
Agora que eu te encontrei
Vem comigo viver

Capítulo 22

RENASCENDO

(2017)

A MÚSICA "MUDOU TUDO" foi um sucesso instantâneo, com milhões de downloads, e rendeu uma série de entrevistas de Max para diversos veículos de comunicação do país. Todos queriam saber como ele encontrou as músicas e como ele não lembrava que estava com esse material valioso em sua própria casa esse tempo todo. Parecia improvável alguém saber que tem um tesouro enterrado em seu quintal e demorar tanto tempo assim para desenterrá-lo. Alguns jornalistas chegaram a insinuar questões sobre a autenticidade, mas Max saiu-se bem, mesmo nas entrevistas mais complicadas. Citava a raiva inicial que sentiu da banda, principalmente de BJ, quando saiu dos Desistentes, e que preferiu se esquecer de que os dois tinham trabalhado juntos depois que a gravadora e ele tinham ficado com todos os direitos das suas músicas. Mas, quando recebeu a notícia da morte de BJ, passou a rememorar as coisas boas que produziram. Achar aquele material foi uma questão de sorte.

"Mudou Tudo" chegou rapidamente ao primeiro lugar nas rádios, e o disco estava prestes a ser lançado, para aproveitar toda a empolgação da mídia.

BJ acompanhava tudo de fora. Para ele, era interessante ver a coisa toda desse novo ângulo. Mesmo sem aparecer, BJ estava empolgado com toda a atenção que a imprensa estava dando a Max. Estava tão envolvido com o novo momento que, quando viu um e-mail novo na sua caixa de entrada, nem se lembrou do que esperara por tanto tempo. Parecia fazer um século que ele tinha escrito a Lady Madonna e nem suspeitava que ela ainda poderia responder. Além do mais, saber que ela e Max poderiam ter tido, ou ainda ter algum tipo de relacionamento, tinha mudado o seu interesse por ela.

Mesmo assim, BJ ficou curioso para saber o que ela tinha escrito. Não se lembrava direito do e-mail que tinha enviado para ela, mas a resposta dela o fez recordar.

Marcos, me desculpe, não tinha visto o seu e-mail porque deixei de escrever no site do programa há um tempo. Já não faço o Backstage como fazia antes. Mas, coincidência ou não, resolvi gravar um Backstage especial por causa da nova música dos Desistentes (Max achou algumas músicas inéditas, você deve estar acompanhando as notícias).

Acho que você devia ouvir esse meu programa especial, ele está disponível no site da Rádio Rock. Acho que ele serve de resposta para o seu e-mail, então não vou me repetir aqui. Segue o link abaixo.

Beijos

Lady Madonna

Aquele e-mail deixou BJ mais curioso do que nunca. Esse era o poder que ela ainda tinha sobre ele. Bastava voltar a pensar nela, ou no que ela pensava a respeito dele, para que BJ ficasse ansioso.

Por que Lady Madonna fez um programa especial sobre a música inédita? Será que ela suspeitou de alguma coisa? Achou a música ruim? Procurou Max para saber mais detalhes? Ou o próprio Max contou tudo para ela, visto que eram tão próximos?

BJ precisava saber a opinião dela. Clicou no atalho para a página de histórico do programa Backstage. O título do último programa disponível deixava na dúvida se ela tinha gostado ou não da música: "Quando dois continuam sendo um."

BJ clicou e ouviu mais uma vez Lady Madonna falando sobre ele.

Ela comentou a qualidade da música e disse que já a considerava uma das melhores músicas de toda a história dos Desistentes. Falou sobre como dava para perceber a afinidade que Max e BJ tinham quando compunham juntos no começo da carreira.

Mal sabia ela que essa afinidade ainda existia e que a música tinha sido composta há poucas semanas.

No final do programa, Lady Madonna encerrou com uma mensagem, e BJ entendeu que essa era a resposta ao seu e-mail:

"Com essa música, lembramos que BJ era um homem sensível, puro e talentoso, mas se escondia atrás dos seus próprios medos. E a única coisa capaz de fazer esses medos desaparecerem era a parceria com Max, que também só brilhava de maneira verdadeira e intensa com as letras e a voz de BJ. O exemplo típico de que o todo é maior que a soma das partes."

Para BJ, era impossível não tentar imaginar o que estava escondido por trás daquelas palavras, ou talvez fosse apenas coisa da cabeça dele, que buscava uma resposta positiva depois de tudo. Mas, dessa vez, Lady Madonna tinha admitido que Max não era tão autossuficiente quanto ela enfatizou em seu livro. Provavelmente, naquela época, defender Max foi uma forma de provocar uma reação em BJ. Agora que já não tinha mais porque atacá-lo, ela resolveu falar o que realmente acreditava sobre eles.

BJ voltou para o e-mail e escreveu sua resposta.

Ouvi o programa e concordo. Acho que você conhece esses dois melhor do que eu. Eu sempre achei que Max tinha o ego maior que o talento dele, mas eu também estava enganado a respeito disso. O seu comentário conseguiu traduzir muito bem a relação que existia entre o dois.

Obrigado pela resposta. Nada melhor do que conviver bem com o passado.

Não vejo a hora de ouvir esse CD inédito.

BJ escreveu "Beijos" no final do e-mail, mas em seguida apagou e escreveu "Abraços".

Pensou em escrever mais. Perguntar mais detalhes da vida dela e conseguir alguma forma de manter o contato com Lady Madonna, permanecendo próximo dela de alguma maneira, mesmo que fosse apenas por meio da troca de e-mails com uma identidade falsa. Uma parte dele queria muito ter uma nova chance com Lady Madonna, mas sabia que nunca mais poderia fazer isso. Agora, seu foco era outro. O disco seria lançado em dois dias e ele precisava retomar o seu plano inicial. Sairia do país assim que as vendas começassem a acontecer de verdade.

♦

Texto extraído do site "Nação Desistente":

História por trás da música "Eu sou música"
Por Cibelle Pereira

Eu sou música
(Max — BJ)

Um dia ao ver o sol você vai saber
As coisas que precisa para ser feliz
E nada poderá mais te fazer sofrer
Porque tornou-se o que sempre quis

Se um dia perguntarem quem eu sou
Apenas diga que sou alguém que amou
Amei cada nota, cada som, cada dia
E estarei ainda mais vivo nessa melodia

Agora no espelho
Vejo o melhor de mim
O melhor que eu posso ser
Uma história com o melhor no fim

Se perguntarem onde estou
Não preciso mentir nem negar
Estive no som de uma música
E sempre aqui é que vou estar

Vou te mostrar as notas musicais
As escalas, os timbres, os sons
Para você ver que sou essa música
Sou eu cantando os momentos bons

Agora no espelho
Vejo o melhor de mim
O melhor que eu posso ser
Uma história com o melhor no fim

A primeira coisa que eu tenho para dizer sobre essa música é que ela já é a minha música preferida. E olha que está bem difícil escolher entre as quinze músicas desse CD novo. Todas são excelentes.

Mas, na minha opinião, "Eu Sou Música" é a melhor combinação entre letra e melodia que os Desistentes fizeram em toda a sua história. E, na verdade, isso me dá uma angústia. E me deixa feliz e triste ao mesmo tempo. Porque ouvindo "Eu Sou Música" a gente percebe como Max e BJ eram bons juntos. Se eles tivessem continuado juntos, poderíamos ter mais composições perfeitas como essa.

Como essa música foi composta antes mesmo do sucesso, e bem antes do período que eu acompanhei, confesso que não sei nada sobre a história dela. BJ nunca comentou sobre essa letra e nem cantou em show nenhum. Mas, ao mesmo tempo, eu não podia deixar de escrever sobre essa mara-

vilha. Então, resolvi conversar com Max para ele nos contar algumas coisas sobre a época em que criaram essa e as outras músicas que foram redescobertas por ele.

Há pouco tempo, e por outros motivos, Max e eu voltamos a manter certo contato, então me senti na liberdade de marcar uma entrevista. Ele foi super-receptivo, mesmo com toda a correria que está vivendo atualmente. Segue a transcrição da nossa conversa.

***Cibelle:** Em que época "Eu Sou Música" foi composta?*

***Max:** Estávamos ainda no começo dos Desistentes, tínhamos feito alguns shows e estávamos ensaiando bastante, nos preparando melhor, mas tivemos que dar um tempo porque eu ainda estava terminando a faculdade.*

***Cibelle:** Como foi que vocês criaram? BJ fez a letra primeiro ou você fez a música antes? Sei que muitas vezes isso acontecia, de você já ter a melodia e passar uma pré-gravação para BJ. E vice-versa, certo? Ele já passava algo cantado e você trabalhava em cima.*

***Max:** Eu me lembro bem dessa música por causa desse intervalo que tivemos com a banda, no final do último semestre da faculdade. A gente tinha dado essa pausa para eu conseguir fechar meu projeto final do curso, que foi bem complicado por causa da banda e dos shows, mas eu queria terminar a faculdade. Eu tinha prometido isso para o meu pai. Estávamos um tempo sem ensaiar e sem se ver. Então, BJ chegou com essa letra. Ele tinha escrito nos momentos que andou mais sozinho e tinha aproveitado para repensar a vida, refletir sobre a decisão de abandonar a faculdade e colocar todo o seu foco na música.*

***Cibelle:** Então BJ fez a música praticamente sozinho?*

***Max:** Ele trabalhou em diversas letras nessa fase, que funcionou como um retiro para ele. São quase todas as músicas que acabaram sendo lançadas só agora. Como falei, ele estava repensando muito sua vida, as renúncias que estava fazendo, as dúvidas em relação à faculdade e até mesmo analisando se a banda valeria mesmo a pena. E, quando ele chegou com essa letra, eu vi a essência de BJ naquelas palavras. Quando eu comecei a ler, já comecei a entender melhor o que BJ era de verdade.*

Ele era tudo isso, cada música que a gente ouvia, cada banda que a gente gostava. Ele era pura música mesmo. Acho que os problemas vieram depois. A fama traz muita coisa, boa e ruim, os contratos a cumprir, os compromissos de criar e produzir mais músicas e discos. Mas a essência de BJ sempre foi a boa música, as letras cheias de poesia e significado, as palavras bem escolhidas, as melodias bem cantadas. Você acompanhou isso e sabe do que eu estou falando.

Cibelle: *Foi exatamente isso que eu senti com essa música. Realmente é de arrepiar quando a gente escuta a voz de BJ nesse refrão. Essa coisa do espelho, que é como ele se enxergava de verdade. E como você está contando, dá para perceber mesmo que foi o momento em que ele se descobriu como artista e como pessoa. O BJ ficou bem diferente ao longo do tempo, mas a verdadeira imagem dele é a mais forte relação com a música que eu já vi.*

Max: *Concordo totalmente.*

Cibelle: *Infelizmente o verso "uma história com o melhor no fim" não se concretizou.*

Max: *Não veja por esse lado. A letra diz coisas muito bonitas, e eu gosto mais desta estrofe para lembrar de BJ: "Se perguntarem onde estou / Não preciso mentir nem negar / Estive no som de uma música / E sempre aqui é que vou estar". Essa é a poesia de BJ na sua melhor forma. Sua essência. Para mim, BJ está vivo em cada uma dessas músicas incríveis que fizemos juntos.*

Cibelle: *Com certeza. Ele sempre viverá. Muito obrigada por contar um pouco dessa história para nós.*

Max: *Eu que agradeço o carinho de todos vocês. E posso adiantar uma notícia em primeira mão para os fãs de verdade. Uma coisa que eu também descobri, além das músicas, foi uma caixa com todos os cadernos que BJ usava para escrever. Já estou selecionando os textos e buscando uma editora para lançar um livro só de poesias de BJ. Ele era um grande poeta, e precisamos divulgar isso.*

Cibelle: *Isso será maravilhoso. Muito obrigada pelo carinho com todos os fãs.*

A rotina de Max mudou completamente. Passou a atender jornalistas insistentes e fãs incansáveis. Quando não estava ocupado com esses dois grupos, estava dando um jeito de fugir deles. Sem falar nas viagens constantes para participar de programas e dar entrevistas. Não sobrava tempo nem para manter BJ informado de tudo o que estava acontecendo.

BJ ficou sabendo que Gabriel questionou a autenticidade das músicas, como várias outras pessoas da gravadora também fizeram, mas, depois que todos ouviram as quinze músicas, não tinham como negar que a voz era de BJ.

Gabriel pode ter suspeitado de que as músicas tivessem sido gravadas recentemente. Mas nunca poderia questionar a época em que as músicas foram gravadas, pois teria de confessar que planejou todo o golpe.

Para BJ, as coisas também mudaram um pouco. Passou a sair ainda menos de casa. Com os Desistentes de volta em evidência, e fotos dele aparecendo na mídia, a chance de alguém reconhecê-lo era bem maior. BJ não iria correr o risco de ser descoberto justamente no momento em que estava prestes a completar a melhor parte do seu plano. Aproveitava a nova fase de isolamento para planejar sua vida no Reino Unido. Já estava com quase tudo definido, e apenas esperava o sinal verde de Max em relação ao dinheiro das vendas.

Mas, antes de partir, BJ precisava ter uma conversa mais séria com Max. Tentou marcar com ele algumas vezes nos últimos dias, mas não obteve resposta. Enquanto Max não aparecia, BJ continuava com seus planos. Ligou o computador para mandar alguns e-mails para donos de imóveis em Londres e encontrou dois novos e-mails na sua caixa de entrada.

O primeiro era de Max, reclamando da nova vida que estava tendo:

Não aguento mais tanto jornalista. E as fãs não cansam de pedir fotos. Como você aguentava? Espero ter um tempo para nos encontrarmos em breve. Te aviso.

Abraços

Max

BJ respondeu na hora:

Você se acostuma. Até chegar uma hora em que você vai preferir estar morto, hahahah.

Aguente firme. E, assim que tiver um tempo, vamos marcar um encontro. Eu preciso falar com você. Veja se consegue um horário na sua agenda.

BJ

O segundo e-mail era de Lady Madonna:

Olá. Me desculpe, Marcos, mas, como você disse que era um amigo bem próximo de BJ e que o conheceu bem, gostaria de aproveitar para saber um pouco mais sobre a vida pessoal dele. Acompanhei a vida profissional de BJ e até cheguei bem perto de conhecê-lo pessoalmente, mas perdi contato.

Estou pensando em escrever um grande artigo sobre esse CD que foi lançado agora, com as músicas antigas, e como eu gosto de ter sempre coisas exclusivas nas minhas matérias, queria saber se você poderia falar como era o BJ dessa época em que as músicas foram compostas. Gostaria de um ponto de vista diferente, entende? Poderíamos marcar de nos encontrar para uma entrevista?

Beijo

Lady Madonna

Sim, BJ conhecia bem o jeito Lady Madonna de contar suas histórias e conhecia também o seu jeito de manipular as pessoas para conseguir isso, mas a vontade que ele tinha de encontrá-la quase o fez se esquecer de tudo isso.

No fundo, BJ queria muito marcar esse encontro, mas sabia que era impossível. Além do mais, ela estava muito mais próxima de Max do que dele. Se já tiveram um relacionamento, provavelmente o interesse dela por Max era muito maior. Não foi apenas uma noite num hotel. Os bilhetes que ele tinha lido na casa de Max indicavam uma coisa bem mais forte e duradoura. Talvez a vontade absurda dela para que BJ se reaproximasse de Max era para conseguir exatamente o que estava acontecendo. Que BJ resgatasse Max e conseguisse dar fama a ele, compensando o erro do passado.

Esse pensamento parecia louco demais, mas tudo estava louco nos últimos tempos.

BJ tinha conseguido recuperar sua amizade com Max, que finalmente ganhou o reconhecimento que sempre mereceu. Tudo isso sem a ajuda de Lady Madonna. Então, não tinha por que dar ouvidos a ela, que, com certeza, sempre teve segundas intenções em tudo o que fazia. Melhor manter distância. Uma boa distância.

BJ respondeu ao e-mail:

Lady Madonna,

Até gostaria, mas atualmente eu moro em Londres. Fica impossível o nosso encontro. Conheci BJ ainda criança e fomos melhores amigos até a sua morte. Entendo que nós temos percepções diferentes sobre ele, mas fiquei feliz de saber que você tem interesse em conhecer o outro lado dele. Ele era um bom sujeito, pode confiar em mim.

Beijo

Marcos Henrique

Dessa vez BJ mandou um beijo no final, já que ela também tinha mandado, mas não tinha mais o mesmo significado. Ainda tinha carinho por ela, afinal, foi por causa do contato com ela e do livro que ela escreveu que ele mudou a forma de ver as coisas, mas o desejo de correr atrás dela já tinha passado.

BJ foi até a cozinha pegar mais um café e, quando voltou, se surpreendeu ao ver que na sua caixa de entrada já tinha um novo e-mail de Lady Madonna:

Uma pena estarmos longe. Mas, se você não se importar, posso te fazer umas perguntas por e-mail, e você responde quando der. Você aceita?

Ela não se despediu. Isso mostrava que ela realmente estava iniciando uma conversa e esperando uma resposta imediata. BJ respondeu:

Por mim, tudo bem. Gosto mesmo de escrever. Relembrar BJ e falar sobre ele vai me fazer bem.

Enviou e ficou aguardando.

Em menos de um minuto, um novo e-mail:

Perfeito. Vou tentar sintetizar em poucas perguntas e te envio em um novo e-mail mais tarde :)

Obrigada

Beijo

Lady Madonna.

Dessa vez ela tinha se despedido e BJ apenas desligou o computador.

Capítulo 23

REDESCOBRINDO A VIDA

(2017)

BJ TOCOU A CAMPAINHA E ESPEROU. Ficou olhando uma vela acesa ao lado de uma foto sua na calçada em frente à casa de Max. Essas homenagens póstumas se tornaram comuns depois que Max anunciou a descoberta das músicas inéditas. Aconteciam no cemitério, no Madame Min e também na frente da casa de Max. Mas era a primeira vez que BJ via de perto uma vela queimando para ele. Parecia algo profano estar de pé ao lado de uma homenagem por você estar morto.

Já se haviam passado mais de quatro semanas desde o lançamento do disco, e as coisas estavam um pouco mais tranquilas na casa de Max. Mesmo assim, BJ teve de esperar um tempo até ter certeza de que nenhum fã iria aparecer.

— Pode entrar — disse Max, abrindo o portão rapidamente e voltando para casa, falando ao celular.

BJ seguiu Max, sem interrompê-lo. Serviu-se de café e sentou-se no sofá, esperando Max encerrar a ligação.

— Essa vida é mesmo um inferno — disse Max, voltando para a sala.

BJ levantou a xícara, como se estivesse brindando, e tomou um gole do café.

— Me diga — disse Max. — O que você precisava tanto falar comigo? Mas já te adianto, a grana está quase liberada. Em breve você poderá embarcar tranquilamente.

— Não é sobre a grana. Pode ficar tranquilo. Na verdade, vim aqui porque preciso te perguntar uma coisa mais pessoal.

BJ levantou e foi à cozinha pegar mais café e disfarçar sua falta de jeito. Depois de tantos anos, ele não sabia mais como tocar nesses assuntos pessoais, e muito menos se sentia no direito de perguntar coisas desse tipo para Max.

— Pode perguntar. Estou craque em entrevistas. Qualquer pergunta que você faça, eu provavelmente já respondi para algum jornalista.

— Acho que não... Quer dizer... talvez...

Max percebeu que BJ estava sem graça e ficou olhando para ele, esperando.

— É que é uma pergunta bem pessoal mesmo — disse BJ, sentando novamente na frente de Max.

— Anda, fala! Se eu achar que você está se metendo na minha vida, a resposta vai ser curta e grossa, mas continuaremos amigos. — Max deu uma risada, fazendo BJ relaxar um pouco.

— Eu sei disso. Esse é o meu medo — BJ tentou rir também.

— Pergunta logo!

BJ deu um sorriso e criou coragem.

— Me conte sobre sua relação com Lady Madonna.

Max ficou sem jeito. E ele nunca ficava sem jeito. Isso era sinal de que alguma coisa realmente tinha acontecido entre eles.

— Não tem muito o que contar — disse Max. — Ela fez várias entrevistas comigo, fomos criando confiança e respeito um pelo outro. Foi isso o que aconteceu.

— Entendi. Ficaram grandes amigos, e uma coisa leva a outra...

— Exatamente. Mas eu ainda achava que você tinha sido um babaca, por isso acabei exagerando.

BJ não entendeu o que Max estava querendo dizer. Por causa da atitude dele, Max acabou se interessando por Lady Madonna? Será que Max soube o que rolou entre eles depois do último show dos Desistentes? Ficou com ela por raiva?

— Você fez isso só para se vingar de mim?

— Eu não fiz muita coisa. Ela que fez a maior parte, concorda? — Max deu uma risada.

— O que você está dizendo, Max? Ter um relacionamento é uma coisa que os dois fazem juntos.

— Relacionamento? — Max ficou totalmente surpreso. — Quem teve um relacionamento com quem? Você ficou maluco?

— Vocês! Vocês não tiveram nada?

— Não! — Max deu mais uma boa risada. — De onde você tirou isso? Eu achei que você estava me questionando sobre o livro e as coisas que ela escreveu sobre você. Eu sei que muito daquilo que ela escreveu foi baseado não só no que eu contei a ela, mas também no jeito que eu contei. Mas o máximo que aconteceu foi ela ter ficado minha amiga e tomado minhas dores para ela. — Max deu uma gargalhada alta. — Foi só isso.

BJ ficou sem graça, sentindo-se um idiota.

— Imagina se a Penélope ouve você falando isso — Max continuou. — Já rolou ciúme mesmo sem essa sua imaginação fértil.

— Penélope? — BJ perguntou.

— Sim, a jornalista, lembra? — Max se aproximou sem se levantar da poltrona e olhou bem pra BJ. — É com ela que eu estou.

— Desculpa, Max, mas acho que eu vi coisas onde não devia.

BJ estava tentando reorganizar seus pensamentos dos últimos dias, mas não conseguia fazer isso muito rápido.

— Isso eu percebi. — Max ria mais ainda. — Eu e Lady Madonna... em um relacionamento. — Mais gargalhada. — De onde você tirou isso?

— Nos dias em que estávamos gravando as músicas novas, eu achei uma caixa cheia de bilhetes dela para você. Eram bilhetes bem íntimos. Desculpa, mas não consegui evitar.

— Claro. Os bilhetes! É que a gente ficou próximo na época das entrevistas. Ela estava passando por uma dificuldade muito grande. Eu só fui carinhoso. Eu já namorava a Penélope, então cuidava para trocar apenas alguns bilhetes. Ela é muito ciumenta.

— Que tipo de dificuldade?

— Ser mãe, assim, na profissão que ela tem e na vida que ela levava, não era fácil.

— Mãe?

— Sim, você não sabia? Ela estava grávida.

— Não sabia disso — disse BJ.

— Pois é, ela passou muitas dificuldades, mas estava determinada a escrever o livro.

— E o marido?

Max levantou e ficou com uma expressão mais séria.

— Esse é um assunto proibido para Lady Madonna. Nunca quis conversar sobre isso e chega a ficar totalmente irritada se perguntam sobre o pai da criança. Só sei que ela não é casada e teve que cuidar do filho sozinha.

Max mudou de assunto, falando sobre o período das entrevistas. Mas tudo que ele falava parecia apenas um ruído de fundo. BJ só conseguia pensar no que Max acabara de lhe contar. Depois de um tempo, BJ interrompeu Max.

— Você disse que ela estava grávida quando começou as entrevistas com você. Qual a idade dele?

— O quê? Idade de quem?

— O filho de Lady Madonna. Qual a idade dele?

Max pensou um pouco.

— Faz uns sete meses agora, eu acho.

BJ levantou e foi saindo sem dizer mais nada.

— Ei, aonde você vai? — Max gritou. — Pirou?

◆

Saindo da casa de Max, BJ refez melhor as contas, mas nem precisava. Um sentimento lhe dizia que estava certo. Lembrava exatamente do dia, afinal, tinha sido logo após o último show da sua vida.

Muita coisa passou a fazer sentido. Lady Madonna estava querendo saber mais sobre a vida pessoal dele, mas não era para um artigo. Ela queria saber um pouco mais sobre o pai do seu filho.

BJ imaginou o que teria passado pela cabeça dela quando soube que ele tinha morrido. Mesmo que ela nunca tenha procurado BJ para falar sobre isso, para ela sempre haveria a possibilidade de apresentá-los um dia, caso mudasse de ideia. A morte colocou um ponto final nisso e deixou uma criança oficialmente órfã.

Lady Madonna devia estar buscando informações, fotos antigas de conhecidos e parentes para poder passar para o filho no futuro, quando ele quisesse saber mais sobre o pai. Ela mesma não sabia muita coisa e talvez nem tivesse mais interesse, mas não deixaria de propósito o filho sem saber nada sobre o próprio pai.

BJ também não sabia muita coisa sobre ela. Nem ao menos o nome verdadeiro da mãe do seu filho. Esqueceu-se de perguntar para Max, mas talvez nem ele soubesse.

Queria falar com ela. Precisava falar. Precisava ver seu filho. Queria cuidar dos dois.

A primeira decisão de BJ era bem simples. Chegaria em casa e mandaria um e-mail contando tudo, e deixando claro que o pai do seu filho ainda estava vivo e podia cuidar dos dois. Seria um risco ela saber que tudo não passou de um golpe, mas BJ achava que ela entenderia, afinal, seu filho recuperaria um pai que estava morto.

Será que ela o denunciaria? Ela parecia ser tão ética e certinha. Ela entenderia?

Durante todo o caminho para casa, BJ estava decidido a mandar aquele e-mail. Mas, quando ligou o computador, foi surpreendido com um e-mail de Lady Madonna. Ela não poderia saber de nada sobre ele estar vivo, nem sobre a descoberta que ele tinha feito, mas, mesmo assim, o coração de BJ disparou. Ele imaginou mil coisas, mas é claro que estava enganado. Era apenas o e-mail com as perguntas que ela queria que ele respondesse.

O grande problema foi o texto que precedia as perguntas:

Olá, Marcos, tudo bem?

Seguem as perguntas que eu falei que enviaria. Tentei resumir ao máximo para não te incomodar muito.

Mas, segundo o pai do meu filho diz, eu tenho esse jeito de me intrometer na vida das pessoas.

Espero que não atrapalhe, mas agradeceria muito se você respondesse.

Beijos

Lady Madonna

Aquela introdução de e-mail jogou um balde de água fria nos planos de BJ de se revelar. Ele não tinha mais certeza de nada.

Será que estava fantasiando tudo? Ele nunca tinha falado aquilo para ela. Pelo menos, não se lembrava. Não com aquelas palavras. Mas será que não deu a entender aquilo quando conversou com ela no bar, ou na cama? Ou talvez na festa? Ele não se lembrava ao certo. A dúvida o consumiu. Claro que o filho poderia ser dele, mas também poderia ser de qualquer outro.

Ele poderia estar apenas desejando muito que a relação que teve com Lady Madonna tivesse algo a mais do que ele imaginava. Foi apenas uma noite com ela, e seria um grande golpe do acaso ela ter ficado grávida exatamente daquela vez. Apesar de que até coisas impossíveis às vezes acontecem.

Mais uma vez, seu ego o estava levando a conclusões precipitadas. Do jeito que ela escreveu, dava a entender que o pai do filho dela está vivo e até convivendo com ela e o bebê. Ela escreveu "diz" e não "disse".

Mas ela também pode ter escrito apenas como uma mentirinha, uma brincadeira para se justificar e se desculpar por ser tão intrusiva, afinal, o questionário era grande e não parecia nem um pouco resumido. As pessoas fazem isso. Contam mentiras para conseguir as coisas ou fingir ser de um jeito diferente.

Em seu coração, BJ sentia que aquele filho era dele, mas, em sua cabeça, não tinha tanta certeza. E ele precisava dessa certeza.

◆

Assim que atendeu ao telefone, Max percebeu que BJ estava agitado.

— Max, sou eu. Você está sozinho? Preciso muito falar com você.

— Você saiu daquele jeito, ontem. O que aconteceu?

— Posso ir até aí de novo? É realmente importante. Estou aqui na padaria perto da sua casa.

— A Penélope está aqui. Mas se você esperar uma meia hora, ela já vai ter ido embora.

— Combinado.

BJ desligou o telefone e caminhou até a esquina, de onde conseguia ver a casa de Max. Depois de alguns minutos, Max e Penélope saíram e se despediram. Assim que o carro dela dobrou a esquina, Max acenou discretamente para BJ, que caminhou até lá e entrou rápido.

— O que aconteceu ontem? Foi alguma coisa que eu falei? — perguntou Max, caminhando na frente e sendo seguido por BJ.

— Vamos entrar que eu já te explico — disse BJ.

Na sala, BJ contou da sua relação conturbada com Lady Madonna. A entrevista coletiva, a conversa no bar na mesma noite e a festa depois do último show. Contou para Max sobre a conversa na cama, no dia seguinte, que deixava claro que os dois tinham dormido juntos, mas mesmo assim Max ainda não tinha entendido a parte principal.

— Você não percebeu aonde eu quero chegar, Max?

— Tem alguma coisa a mais?

— Eu transei com ela, Max. Nós transamos e, fazendo as contas, você pode perceber que, nove meses depois, ela teve um filho.

— Ahhh! — Max arregalou os olhos. — Então você acha que é o pai do filho dela?

— Eu saí daqui acreditado nisso, mas, quando cheguei em casa, um e-mail que eu recebi dela dava a entender o contrário.

— Ei, ei! Espera aí. Como assim, e-mail dela? Você está morto e se corresponde com Lady Madonna, a provável mãe do seu filho, e mesmo assim ela te deixa na dúvida se você é o pai? Calma, que agora sim você me deixou bem confuso.

BJ se lembrou de que não tinha contado essa parte da história para Max, então explicou todo o seu interesse em entrar em contato com ela e o e-mail com nome falso que lhe enviara. Explicou que ela só respondeu quando saiu a primeira música nova deles. E contou sobre o último e-mail, que mencionava um suposto pai do filho dela que parecia ainda estar presente na vida dela.

— Mas então está claro que você não é o pai — disse Max.

— Não estou completamente certo disso — disse BJ.

Max fez sinal de que esperava mais argumentos, e BJ continuou.

— Você mesmo disse que ela faz o maior mistério quando tocam no assunto do pai da criança e, mesmo sendo amigo, nunca viu ou ouviu falar dele, certo?

— Certo.

— Então não faz sentido ela falar quem é o pai assim, de uma forma tão tranquila, para uma pessoa que ela mal conhece. Acho que essa história do comentário do pai da criança pode ter sido apenas uma mentirinha inocente, uma forma de se justificar por sua atitude. Ou mesmo para colocar uma barreira entre a gente, mencionando um filho e um pai para que eu não tente nada com ela.

— Acredito mais na primeira opção — disse Max.

— Eu também. Afinal de contas, eu disse para ela que estava em Londres. Qual o risco de eu assediá-la dessa distância? Mas o irônico é justamente que eu ainda estou aqui e gostaria de saber mais sobre ela. Principalmente o nome, e onde ela mora. Afinal, é quase certeza que ela seja a mãe do meu filho.

— Ela é muito reservada. Muito complicada — disse Max. — Mas eu sei o nome dela.

— E qual é?

— Fernanda Guedes. Ela acha que não combina com o que ela faz e não tem o apelo de que ela precisa para criticar os outros.

— Sou obrigado a concordar.

— Mas não sei muito mais do que isso. Não sei onde ela mora. Nunca fui à casa dela. Sempre combinamos nossas entrevistas e encontros por e-mail. No começo, sempre nos encontrávamos em algum lugar público, depois passamos a nos encontrar aqui em casa, quando estávamos mais próximos, mas, como eu disse, ela sempre se fechou muito quando o assunto era o filho.

— Eu preciso descobrir!

— Não existe forma de provar. A não ser que você falasse com ela. Acho que ela não teria coragem de negar com você na frente dela. Mas você precisaria confessar tudo.

BJ ficou quieto e pensativo. Ele tinha de encontrar um jeito de tirar a prova, mas sabia que não chegaria a nenhuma conclusão naquele momento.

Max se dispôs a ajudar.

— Vou tentar ver com a Penélope se ela descobre alguma coisa — disse ele. — Os jornalistas desse meio acabam sempre se conhecendo. Pode ter algum amigo que saiba mais sobre ela.

♦

BJ não conseguiu dormir. Releu o livro de Lady Madonna, agora sabendo que ela era Fernanda Guedes e, muito provavelmente, a mãe do seu filho. Ficou imaginando os dias que ela passou pesquisando a vida dele, a história do seu sucesso, a relação com Max. Ela fez tudo isso sabendo que BJ era o pai do seu filho que estava para nascer. Ela tinha parado de fazer o programa de que gostava tanto para cuidar do filho dele. Era esse o seu projeto pessoal, como havia dito. Mais importante do que qualquer carreira.

E o mais incrível é que Lady Madonna nunca usou o fato de estar grávida de uma pessoa famosa para se promover. Poderia muito bem ter feito vários programas a respeito, escrito um livro exclusivamente sobre isso, mas escolheu fazer tudo da forma mais digna, discreta e isenta possível. Escreveu o livro que já estava planejando antes mesmo de conhecer BJ e não deixou nada do que aconteceu interferir.

Talvez tenha interferido um pouco. Talvez Lady Madonna tenha visto as coisas com outros olhos, mas agora BJ sabia que muita coisa do livro teve uma interpretação errada da parte dele. Era natural ela contar mais o lado de Max, afinal, tinha conversado bem mais com ele. Nada do que Max contou era mentira, era apenas a visão magoada dele. Ela simplesmente reproduziu toda a informação que conseguiu juntar e ficou do lado de Max.

A única coisa que chateava BJ era o fato de ela não ter entrado em contato quando descobriu que estava grávida. Lamentava o fato de ela ter ficado revoltada a ponto de esconder essa informação de todos, inclusive ele.

Por esse ângulo, a história era triste e BJ preferia que não fosse verdade, mas algo lhe dizia que não existia essa opção. Também sentia que devia algo a Lady Madonna. Queria muito poder mostrar a ela o verdadeiro BJ, mas falar com ela não seria possível. Era muito arriscado.

BJ deixou o livro sobre a cama e tentou pensar em como resolver a questão. Lembrou-se do que Max dissera, sobre resolver as coisas do seu jeito, de forma correta.

Depois de um tempo, levantou-se e pegou no armário a velha caixa vermelha de papelão onde guardava o que sobrou da sua vida, e procurou o que precisava. Voltou para a cama e planejou como corrigir tudo.

Já estava amanhecendo, e o sono chegando, quando o celular tocou.

— Me desculpa ligar tão cedo. Penélope conseguiu a informação de que você precisava.

Por um momento BJ achou que a namorada de Max tinha conseguido confirmar, de alguma maneira, que ele era o pai da criança. Mas Max continuou:

— A Penélope conhece um jornalista bem amigo de Lady Madonna — disse Max. — Confirmou a idade do menino e, pelas minhas contas, ele pode mesmo ser seu filho. Ela gosta de chamá-lo de Ben, mas seu nome é Benjamin. E ela conseguiu o endereço também. Anota aí.

Max falou o endereço e BJ fingiu que estava anotando. Apenas escreveu Benjamin várias vezes em seu caderno, pensando que ela não poderia ter escolhido nome mais bonito.

— Você vai falar com ela quando? — quis saber Max.

— Não vou.

— Como assim, não vai?

— Eu pensei bem. Ela não precisa de mim. Ela já se acostumou com a ideia de que eu não existo mais. Seria pretensão da minha parte querer entrar na vida dela assim, dessa forma.

— Mas, BJ, você não sabe se ela prefere saber que você está vivo!

— Eu entendo. Já pensei nisso também. Mas ela nunca quis que o filho tivesse um pai, mesmo antes de eu estar morto. Sem falar que a gente só teve um dia juntos. Quais as chances de isso dar certo? Ainda mais agora.

— E se você for o amor da vida dela?

— Você é romântico, Max. Continue assim, pelo bem de Penélope. — BJ deu uma risada curta, meio forçada, mas sua voz soava triste. — Mas acho que, se eu fosse o amor da vida dela, nada disso teria acontecido do jeito que aconteceu.

Max desistiu de argumentar, e ficaram em silêncio por um tempo.

— Eu tenho uma ideia para resolver tudo da melhor maneira possível — disse BJ. — Mas vou precisar da sua ajuda. Posso passar aí à tarde?

— Claro. Estarei te esperando.

♦

Quando BJ chegou à casa de Max, foi direto ao assunto.

— Eu quero que você faça um favor para mim. Juro que é a última coisa que eu peço antes de ir embora da vida de todos.

Max revirou os olhos e balançou a cabeça, fazendo a cara que sempre fazia quando BJ estava sendo dramático demais.

— Não faz essa cara — disse BJ.

Max deu uma gargalhada e perguntou: — Qual o plano?

— Eu quero que você confirme com a Lady Madonna...

— Fernanda.

Dessa vez foi BJ quem revirou os olhos.

— Ok. Eu quero que você confirme com a Fernanda que Ben é meu filho.

— Já te falei que ela não toca no assunto e simplesmente foge quando perguntam alguma coisa relacionada a isso. Ela nem vai me deixar começar a conversa.

— Esse é o ponto principal do meu plano. Você não vai perguntar. Quando você se encontrar com ela, já vai dizer que sabe quem é o pai do Ben. Vai dizer que nunca tocou no assunto por respeito, mas agora era diferente.

— Ela vai negar. Você não faz ideia de como ela é com esse assunto.

— Mas eu tenho uma coisa que não vai deixar isso acontecer. — BJ se levantou, colocou a mão no bolso e tirou um pedaço de papel. — Você vai mostrar isso aqui a ela.

Passou para Max um guardanapo velho, amassado, onde estava escrito: "De Lady Madonna para BJ, com todo o carinho."

Max reconheceu a letra de Lady Madonna, dos bilhetes que ela deixava.

— Ela escreveu mesmo isso para você?

— Sim, na manhã em que nos vimos pela última vez.

— Cara, ela vai querer saber como eu tenho isso.

— Diga que achou várias cartas no meio das minhas coisas depois da minha morte. Cartas que eu nunca tive coragem de mandar, ou que a minha morte acabou impedindo que eu entregasse. Mas que você acha justo que ela receba uma que era especificamente para ela. Uma espécie de testamento.

BJ tirou do bolso da jaqueta um envelope e entregou para Max. Max leu a carta e deu um sorriso.

— Isso é realmente um testamento — disse Max. — Você sabe que, com isso, seu filho vai poder receber parte dos direitos que você ganhar com as novas músicas, não sabe?

— É exatamente isso que eu quero. E ele, como meu herdeiro, poderá receber o dinheiro que está indo para as contas do Gabriel, não é verdade?

— Cara, você é um gênio! — disse Max.

— E tem mais uma coisa que eu quero fazer, mas vou precisar de um pouco mais de tempo.

— Ah, você tinha dito que seria uma última coisa que eu iria fazer por você, agora me diz que era a penúltima? Isso não é justo. Ainda bem que você vai embora para sempre.

Os dois deram uma grande risada enquanto BJ saía para cuidar da segunda parte do seu plano.

Capítulo 24

SEGUINDO EM FRENTE

(2017)

QUANDO DESEMBARCOU EM LONDRES, BJ sentiu-se renascido. Tinha um fascínio por aquela cidade. O clima, a história, as bandas, as músicas. Tudo aquilo de que ele mais gostava tinha nascido naquele país. Não poderia ter escolhido lugar melhor para viver sua morte. Poder viver sem tanta preocupação de ser reconhecido era um grande alívio.

O processo de pegar a chave do apartamento e arrumar as coisas levou alguns dias. Quando finalmente acertou tudo, BJ instalou seu computador e conseguiu conexão de internet. Essa seria sua única forma de contato com a sua vida passada. Ou, pelo menos, com o pouco que sobrou dela. Tinha plena convicção de que sua vida anterior tinha acabado. Só estava curioso para saber das últimas notícias sobre ela.

O e-mail que BJ estava mais ansioso para ler estava na sua caixa de entrada havia dois dias.

Olá, BJ,

Como anda a terra dos Beatles e dos Sex Pistols?

Espero que tenha dado tudo certo com a viagem e que você já esteja muito bem instalado. Quem sabe um dia eu vou te visitar...

Bem, como você me pediu, vou contar exatamente tudo o que aconteceu depois que você saiu lá de casa naquele domingo da gravação.

Levou mais alguns dias para eu finalizar e ter tudo pronto. Juntei todo o material e marquei uma visita para a Fernanda. Ela pareceu surpresa, mas me recebeu bem. Ficamos um tempão na cozinha dela, tomando chá e conversando.

Falamos apenas sobre amenidades por algum tempo. Ela perguntou como estavam indo as vendas do CD. Tirou algumas dúvidas da época em que gravamos, dentre outras coisas que eu já esperava que ela iria perguntar. Respondi a tudo sem muitos detalhes, pois queria chegar logo ao ponto principal.

Aproveitei que estávamos falando sobre as músicas novas e, numa pausa da conversa, eu disse: 'Você tem que sentir orgulho do pai do seu filho. Ele sempre foi muito bom no que fazia.'

Imediatamente, ela fez cara de espanto. Em seguida, deu uma risada forçada e perguntou por que eu estava falando do pai do filho dela, já que não tinha nada a ver com o assunto que estávamos conversando.

Eu falei para ela: 'Você sabe que tem, e eu sei também.'

Nessa hora, tirei o guardanapo do bolso da jaqueta e coloquei sobre a mesa. Ela olhou aquele pedaço de papel por um tempo, sem falar nada. Quando finalmente esticou o braço e tocou o guardanapo com a ponta dos dedos, seus olhos estavam cheios de lágrimas.

E me contou resumidamente o que você já tinha me contado.

Talvez eu não devesse dizer isso agora, mas eu percebi o quanto essa mulher te amou. Deu para notar pelo jeito que ela falava e tocava naquele guardanapo.

Como você me pediu, disse a ela que você tinha deixado uma série de cartas endereçadas a mim, que nunca foram postadas. Eram cartas que você escrevia pensando em fazer as pazes, contando sobre o que acontecia com a banda, falando das suas dúvidas e angústias. E que, numa delas, você contou sobre ela, sobre os encontros nas coletivas de imprensa, no bar, no hotel. Ela não tinha como negar.

Então, contei que em outra dessas cartas você dizia que sabia que tinha tido um filho, fruto desse relacionamento. Tinha tanta certeza, que fez uma coisa muito especial para o Ben. Você tinha escrito a letra mais bonita da sua vida em homenagem ao seu filho.

Claro que não contei que a gente tinha feito essa música no seu último final de semana no Brasil. Como combinamos, expliquei que você tinha escrito a homenagem, gravou sua voz e nunca teve coragem de mandar o CD para eu produzir a música. Mas que agora, depois de encontrar esse arquivo, nessa carta, eu resolvi realizar o seu desejo.

Perguntei se ela queria ouvir, e ela fez que sim com a cabeça, não conseguindo controlar o choro.

Coloquei o mp3 player sobre a mesa e apertei o Play.

(Estou te encaminhando em anexo a versão final, que você não chegou a ouvir.)

BJ não clicou no arquivo. Estava ansioso para terminar de ler o e-mail e saber os detalhes de tudo o que tinha acontecido. Depois ouviria com calma. Continuou lendo.

No momento da música em que você começa a cantar, Fernanda começou a chorar sem parar. No refrão, achei que ela entraria em estado de choque. A cada palavra ela suspirava mais forte, e quase ficou sem ar.

A música acabou e Fernanda se recuperou aos poucos, parando de chorar e conseguindo respirar normalmente.

Quando ela se acalmou totalmente, expliquei que, se for do interesse dela, tinha também uma carta assinada por você, assumindo que é o pai de Ben. Informei que isso pode garantir que Ben receba os direitos sobre as músicas. A princípio ela não quis saber, mas eu contei sobre a sacanagem que o Gabriel estava fazendo e disse que achava que você ficaria feliz se ela corrigisse esse erro. (De qualquer forma, como combinamos, os seus direitos sobre as músicas desse último CD eu vou repassar para o Ben, sem precisar de nada disso.)

Ela achou sacanagem o que o Gabriel fez e acredito que vá colocar Ben no seu nome, sim.

No final, tudo deu certo.

Minha única dúvida é sobre a música para o Ben.

Apesar de ter concordado com você que ela nunca deveria ser lançada, acho que é a melhor música que a gente já fez. Com certeza a melhor letra que você já escreveu na vida (ou na morte, hahaha). Gostaria muito de vê-la em primeiro lugar nas rádios.

Pense nisso com carinho.

Abraço,

Max

Na caixa de entrada de BJ havia um segundo e-mail, enviado um dia depois do e-mail de Max. Na verdade, endereçado a Marcos Henrique.

Era um e-mail de Lady Madonna, apenas avisando que tinha escrito um texto novo no blog do programa Backstage e estava encaminhando o link. Gostaria que ele lesse. BJ acessou a página e leu o artigo.

Uma pessoa completa

Hoje resolvi falar sobre uma coisa que foge um pouco do meu estilo, mas continua tendo tudo a ver com música.

Não sei se todos sabem, mas eu tenho um filho maravilhoso, o Benjamin. Eu tive o Ben num momento muito complicado da minha vida. Ele foi fruto de uma paixão inesquecível, mas que durou pouco tempo. Pouquíssimo tempo, para ser sincera.

Mesmo nesse curto espaço de tempo, o que eu senti foi único e especial, mas eu não queria que ninguém soubesse, porque havia sentimentos conflitantes e muito confusos na época.

Hoje eu me arrependo de não poder dividir com o pai do Ben a alegria que é tê-lo em minha vida. Ele faleceu sem ter visto o filho, sem nunca o ter pegado no colo. Ele soube por outras pessoas que tinha um filho.

Eu quis proteger o meu filho por achar que o pai dele não era uma boa pessoa.

Hoje eu sei que estava errada. A vida e as circunstâncias por que ele passou talvez o tenham feito parecer mau.

Achei, na época, que ele era uma pessoa incompleta. Imaturo e narcisista. Exigi dele atitudes que, na minha cabeça, o fariam ser completo em relação às outras pessoas. Mas hoje eu vejo que estava errada. Muita gente estava, na verdade.

O pai do meu filho é o BJ, vocalista dos Desistentes. Quero que o meu filho saiba disso e tenha orgulho dele.

Ele compôs uma música para o Ben que é uma verdadeira lição de vida de um pai para o filho. Que pessoa escreveria uma música linda dessas?

Só mesmo uma pessoa realmente completa.

Obrigada, BJ!

Logo em seguida vinha o link para a música e, mais abaixo, já existiam milhares de comentários de pessoas apoiando Lady Madonna e se emocionando com ela. BJ leu a maioria deles. Praticamente todos diziam que eles teriam formado o melhor casal do mundo. E alguns fãs diziam que Ben tinha tudo para ser o maior astro da música.

Já com os olhos cheios de lágrimas, BJ clicou na música e ouviu a versão final.

Teve que concordar com Max. A música era a melhor que eles tinham feito. Com certeza tinha tudo para ser um grande sucesso.

♦

Um dia (Ben)
(Max — BJ)

Um dia você vai ficar na dúvida
Entre fazer a coisa errada para tentar acertar
Ou fazer a coisa certa, mesmo errando

Um dia você vai pensar em agradar
Fazer o que pensa que os outros querem
E esquecer do que você está pensando

Nesses dias, lembre que sua vida é o que importa
O fundo do seu coração é que ouvirá sua canção
Em tudo que se faz por amor se encontra uma razão

Um dia você vai olhar no espelho sem se reconhecer
Verá o rosto que todos querem que você veja
Mas enxergue sempre você, o que quer que você seja

Um dia você terá tudo que sonhou na sua vida
Para então perceber que a vida não é nada disso
Que o que querem que você viva não é seu paraíso

Nesses dias, lembre que sua vida é o que importa
O fundo do seu coração é que ouvirá sua canção
Em tudo que se faz por amor se encontra uma razão

Um dia você vai trocar seus amigos por outros
Que só serão seus amigos por puro interesse
E você se sentirá mais morto do que vivo

Um dia você vai olhar para trás e ver claramente
Quem esteve do seu lado quando nem você estava
E entenderá que para amar não precisa motivo

Nesses dias, lembre que sua vida é o que importa
O fundo do seu coração é que ouvirá sua canção
Em tudo que se faz por amor se encontra uma razão

♦ ♦ ♦

www.editorainverso.com.br
facebook.com/editorainverso
@editorainverso
(+55 41) 3254-1616 e 3538-8001